AF475372

MÉMOIRE

SUR

QUELQUES POINTS DE LA PATHOLOGIE

DU COEUR.

PAR LE DOCTEUR OLLIVIER (D'ANGERS),
Membre de l'Académie royale de Médecine, etc.

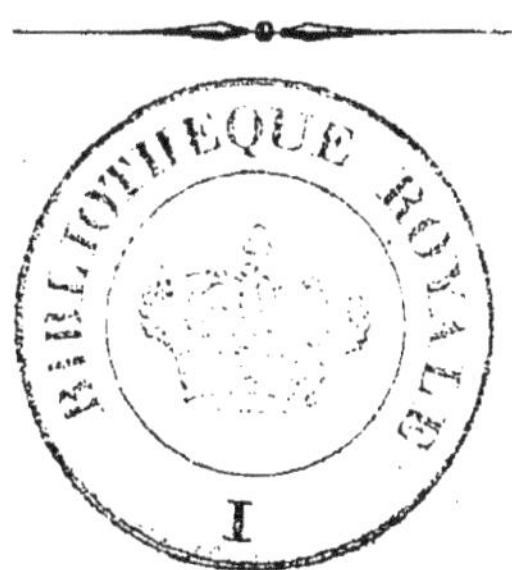

PARIS.
IMPRIMERIE ET FONDERIE DE RIGNOUX ET C°,
RUE DES FRANCS-BOURGEOIS-S.-MICHEL, 8.

1834.

PREMIÈRE PARTIE.

PLAIES DU COEUR.

Plaies du coeur. — La lésion du cœur est une des complications les plus graves que présentent les plaies pénétrantes de la poitrine; comme celles-ci, elle peut dépendre de l'action d'un instrument piquant, tranchant ou contondant. Dans les plaies de poitrine par arme à feu, le cœur est aussi assez souvent atteint. Tantôt le projectile effleure les parois de cet organe, tantôt il les traverse; dans quelques cas, il reste logé dans leur épaisseur. Mais de toutes ces blessures, celles qui sont incontestablement les plus fréquentes, ce sont les plaies par instrument piquant et tranchant, ou simplement piquant.

Toutes les parties du cœur ne sont pas également accessibles à l'action des corps vulnérans; de là une différence notable entre les plaies de cet organe, sous le rapport de leurfréquence relative. On sait que, d'après la disposition des deux ventricules, le gauche est en quelque sorte placé derrière le droit, de manière que ce dernier forme la majeure partie de la surface antérieure du cœur, et se trouve ainsi beaucoup plus exposé aux blessures qui, généralement, sont faites en avant de la poitrine. Que l'on parcoure les recueils d'observations, qu'on rapproche les nombreux exemples de plaies du cœur rapportés par les auteurs, et l'on verra que celles du ventricule droit sont, en effet, incomparablement plus fréquentes que celles du ventricule gauche, et que ces dernières le sont beaucoup plus que celles des oreillettes qui, par leur situation profonde, se trouvent garanties davantage encore des lésions extérieures ; pour elles, on voit aussi que l'oreillette gauche est bien moins souvent atteinte que celle du côté droit.

Sur soixante-quatre observations de plaies du cœur que j'ai rassemblées, j'ai trouvé vingt-neuf fois le ventricule droit blessé, douze fois le ventricule gauche, neuf fois l'un et l'autre ventricules, trois fois l'oreillette droite, une fois l'oreillette gauche, sept fois la pointe ou la base du cœur avaient été effleurées, et dans trois cas le siége de la blessure n'était pas indiqué.

Plaies contuses. — Les plaies du cœur de cette espèce sont les moins fréquentes. Je citerai comme exemple le cas suivant. Un couvreur tombe du haut d'une maison sur une palissade formée de pieux en bois très pointus : l'un d'eux pénétra dans la poitrine en traversant la région épigastrique ; le blessé expira une heure et un quart après sa chute. Les ventricules du cœur étaient percés de part en part ; cette perforation formait une ouverture à bords déchirés, inégaux, d'un pouce de longueur environ, à travers laquelle le sang s'était épanché dans la cavité du thorax (*the Provincial med. Gazette*, mars 1829 ; *Archives gén. de méd.*, t. XX, p. 262). Une chute, un coup violent porté sur la poitrine, sans plaie des parois de cette cavité, peuvent aussi déterminer une lésion des ventricules ou des oreillettes du cœur. Telles sont, entre autres, les ruptures de ces parties (*voy.* ci-après l'histoire des RUPTURES du cœur). Dans une contusion de la poitrine avec fracture du sternum, les fragmens peuvent être repoussés en arrière, de manière à blesser le cœur. M. Alph. Sanson en a rapporté un exemple. Au niveau du fragment supérieur, le cœur offrait une plaie transversale, longue d'un pouce, non pénétrante, à laquelle la pièce osseuse s'adaptait parfaitement : le blessé vécut treize jours. (*Plaies du cœur.* Thèses de Paris, ann. 1827, n° 259, p. 35.)

Faut-il considérer comme un exemple de *contusion* du tissu du cœur et des suites qu'elle entraîne l'observation rapportée par Akenside, d'un enfant qui, après avoir reçu un coup à la poitrine, qui détermina de vives douleurs et une palpitation de cœur très violente, succomba au bout de six mois après des accès répétés d'hémoptysie? On trouva seulement à la pointe du cœur une tache livide, *contuse*, et sphacélée. La désorganisation du tissu du cœur pénétrait jusqu'à la cavité de ce ventricule, qui offrait des traces d'inflammation dans le reste de son étendue. Le cœur adhérait au péricarde, et ce dernier au poumon (*Transact.,philos.*, ann. 1764; *Encyclop. méth.*, part. *méd.*, t. II, p. 319). Sans doute on ne peut plus voir ici, après le temps écoulé, un exemple de *contusion* du cœur; mais, de quelque manière qu'on interprète ce fait intéressant, il est difficile de ne pas admettre que le coup porté sur la poitrine a été l'origine de la cardite et de la péricardite trouvées sur le cadavre.

Une observation plus ancienne de Blancard offre un exemple remarquable de cette double inflammation par cause traumatique. Un pyasan fut renversé sous une charette chargée de foin, et ressentit aussitôt une vive douleur dans la poitrine, avec dyspnée et sentiment de compression du cœur. On constata qu'il n'y avait aucune fracture de côte: après quatre jours de repos, il reprit ses travaux habituels. Mais au bout de quelques jours, il fut pris de fièvre violente, avec oppression et délire, insomnie, soif extrême, syncopes fréquentes. Il succomba le onzième jour. Le péricarde était rempli d'un pus sanieux, les parois de l'une et l'autre oreillettes étaient çà et là ulcérées, ramollies. Cette altération s'étendait déjà à la partie supérieure du ventricule gauche dont le tissu laissait suinter un liquide sanieux (Et. Blancard, *Anat. pract. rationalis, etc.* Amsterdam, 1688, in-18. Centuria altera, obs. VI, p. 202).

Plaies par instrumens piquans et tranchans. — Ce sont celles qu'on observe le plus communément, ainsi que je l'ai déjà dit. Ces plaies, qui varient par leur étendue en largeur, et surtout en profondeur, sont divisées en pénétrantes et non pénétrantes, suivant qu'elles sont bornées à l'épaisseur des parois du cœur, ou qu'elles pénètrent dans l'une ou l'autre de ses cavités; distinction importante, car elle donne la mesure du degré de léthalité de ces blessures, ainsi qu'on le verra dans la suite de cet article. Parmi les plaies superficielles du cœur, la plupart des auteurs, et entre autres Wan Swieten (*Comment. in Herm. Boerh. aphor.*, t. I, p. 234), et Sénac (*Traité de la struct. du cœur, etc.*, t. II, p. 368. Paris, 1749, in-4°), citent comme déterminant néanmoins toujours la mort celles qui intéressent les vaisseaux coronaires. J'ignore sur quels faits repose cette assertion. Je ne connais que l'observation rapportée par Percy (Sanson, *Thèse citée*, obs. 19); mais l'oreillette droite avait en même temps été percée de part en part, en sorte qu'on ne peut rien conclure de l'ouverture d'une artère coronaire dans ce cas.

A. *Plaies pénétrantes.* — L'irritation seule que cause une piqûre d'épingle dans le cœur des animaux excite dans les fibres de cet organe des mouvemens convulsifs, ses battemens sont plus fréquens (Sénac, *loc. cit.*, p. 367). Il est probable que cette observation de Sénac résulte d'expériences faites sur le cœur mis à nu. Dans celles que M. Bretonneau a pratiquées à l'occasion de l'acupuncture, «il a percé d'outre en outre avec une aiguille, et dans toutes les directions, le cœur de jeunes chiens à la mamelle sans que ces animaux aient manifesté la moindre douleur, ni qu'il s'en soit suivi pour eux d'inconvéniens notables. Il a seulement remarqué que si l'on piquait le cœur avec une aiguille d'un certain calibre, il pouvait y avoir effusion de sang; et, dans un des cas de cette espèce, il a trouvé un petit épanchement dans le péricarde» (Haime, *Notice sur l'acupuncture. In* Journ. univ. des sc. méd., t. XIII). M. Velpeau a répété les expériences de M. Bretonneau, et le résultat en a été le même. Sur un chien de moyenne taille, il traversa le cœur à quatre reprises différentes avec une aiguille longue de six pouces : aucun accident n'en fut la suite, et l'animal vivait bien portant six mois après (*Traité d'anat. chir.*, t. I, p. 544, 1re édit.).

Je ne sache pas qu'on ait pratiqué l'acupuncture du cœur chez l'homme : toutefois, l'innocuité de cette piqûre dans la plupart des organes me porte à penser qu'il en serait probablement de même pour le cœur. Il est bien entendu que je ne parle ici que d'une piqûre instantanée, et non du séjour prolongé d'une aiguille dans les parois du cœur ; en y restant implantée, elle détermine des accidens graves, sans toutefois causer toujours rapidement la mort. — Un aliéné s'enfonce plusieurs grosses aiguilles au dessous du mamelon gauche, après s'être enlevé à la fois, et d'un seul coup, le pénis, le scrotum et les testicules : il vécut encore six jours. A l'ouverture du cadavre on trouva toutes les aiguilles traversant les parois du cœur (Zacchias, t. I, lib. V, tit. 2, quest. 2). — Un maniaque est amené à l'hôpital Beaujon, le 8 juillet 1833, après avoir tenté plusieurs fois de se détruire ; il se plaint seulement d'avoir un *asthme.* En effet, il y a de l'oppression, avec matité dans la poitrine en avant et à droite, et à gauche, dans la région précordiale ;

pouls dur, tendu, assez large (129 pulsations par minute). Le treizième jour, l'oppression augmente, le malade se lève sur son séant, prononce quelques mots entrecoupés, retombe sur son lit, et meurt. On trouva le péricarde distendu par deux litres de liquide, ses parois épaissies, granuleuses à leur surface interne, qui était recouverte çà et là de couches albumineuses. Le cœur y adhérait par la pointe, et dans l'épaisseur des parois de son ventricule droit, à la partie inférieure, était une aiguille longue de trois pouces, dirigée d'avant en arrière, de haut en bas, et de gauche à droite, et qui avait paru être dans le ventricule. D'après les renseignemems recueillis, cette aiguille était introduite depuis plusieurs semaines. On a vu qu'elle avait déterminé une péricardite mortelle (observation communiq. à l'Acad. roy. de méd. par M. Renauldin, *in* Archives gén. de méd., t. II, 2e série, an 1833, p. 586). La mort peut même avoir lieu très promptement par suite d'une blessure de cette espèce. — En 1728, une des premières dames de la cour de Sardaigne enfonça une longue aiguille d'or dans la poitrine de son mari, pendant que celui-ci dormait. Le ventricule droit fut percé de part en part, et la mort eut lieu presque subitement (Sue, *Aperçu général, appuyé de quelques faits, sur l'origine et le sujet de la méd. lég. In* Recueil périod. de la Soc. de méd. de Paris, t. VIII, p. 31).

Parmi les plaies pénétrantes du cœur, il en est qui sont immédiatement mortelles, tandis qu'on voit dans certaines circonstances les mêmes plaies ne faire succomber le blessé qu'après un temps plus ou moins long : ce sont celles du ventricule gauche qui déterminent le plus souvent la mort subite : *Igitur, si ad ventrem cordis vulnus aliquandò penetraverit, protinùs magno cum sanguinis fluore moriuntur, id que præcipuè, si sinistræ partis venter fuerit vulneratus* (*De locis affect.*, lib. V, sect. 2). Beaucoup d'observations ont depuis confirmé cette opinion de Galien, qu'il ne faut pas néanmoins considérer comme l'expression d'un résultat constant, car il existe un bon nombre d'exceptions. Établissons d'abord par des faits qu'il est des plaies pénétrantes du cœur qui sont immédiatement mortelles.

Dans un duel, auquel assistait Diemerbroek, l'un des combattans reçut un coup d'épée dans la poitrine, et tomba aussitôt : *Quasi fulmine ictus concidit, moxque extinctus est.* Le pouls, exploré au moment même au poignet et aux tempes, avait cessé de battre ; le ventricule gauche était traversé par l'épée (*Anat. corp. hum.*, etc., lib. VI, c. 1). — Dans un cas analogue, rapporté par Timœus, la mort suivit instantanément la blessure : *Subitòque concidens, illicò mortuus est, magnum profundùmque, et in cordis usque sinum sinistrum penetrans vulnus deprehendimus* (*Casus med. prax. triginta sex annorum obs.* Leipzig, 1667, in-4°, lib. VI, obs. 38). — J'ai ouvert, à l'hôpital d'Angers, le cadavre d'un gendarme tué d'un coup d'épée, et qui mourut de même subitement. Le ventricule gauche seul avait été percé ; le cœur, dans un état de contraction extrême, était vide de sang ; le péricarde en était distendu. — Un autre exemple de mort immédiate est consigné dans le recueil d'observations d'Helwig : les deux ventricules avaient été traversés de part en part, sans lésion des poumons (*Obs. med. phys.*, etc. Augsbourg, 1680, in-4°, obs. 68). — Un armurier veut s'assurer si la batterie d'un pistolet, chargé de deux balles, est en bon état ; le coup part : un homme qui entrait dans l'atelier est atteint des deux balles, et tombe mort sans proférer une seule parole. L'une d'elles avait traversé le cœur dans sa longueur (Priou, *Mém. sur les plaies pénétrantes de la poitrine*, in Mém. de l'Acad. roy. de méd. Paris, 1833, in-4°, t. II, p. 426). — Dans l'assassinat commis par Papavoine, les deux malheureux enfans, qu'il frappa moururent sur le coup. Par une coïncidence singulière, le ventricule gauche du cœur fut traversé chez l'un et l'autre. Seulement, dans l'un, il l'avait été d'avant en arrière, et le couteau s'était arrêté contre le rachis. Dans l'autre, il traversa le ventricule dans sa longueur et de haut en bas, en sorte que l'instrument pénétra assez profondément dans le foie. Je cite ce fait d'après le rapport médico-légal que m'a communiqué M. le docteur Denis.

Suivant Sénac, la mort n'arrive aussi subitement que parce que «les hémorrhagies ont épuisé le sang en un instant (*loc. cit.*, p. 371).» Mais il faudrait, pour que cette explication fût fondée, que toujours il y ait eu une perte de sang excessivement abondante au moment de la blessure ; et, dans la plupart des cas que je viens de citer, il ne s'en était épanché qu'une petite quantité au dehors. Morgagni explique, au contraire, l'instantanéité de la mort par l'obstacle que le sang trouve à s'écouler au dehors du péricarde, d'où résulte la compression du cœur, la suspension de ses fonctions, et la mort immédiate

(*De sed. et caus. morb.*, epist. 69, sect. 5). J'ajouterai, à l'appui de cette explication très rationnelle, qu'en effet dans la plupart des cas de rupture du cœur la mort est subite, et que les plaies non pénétrantes du cœur ne sont jamais promptement mortelles (*voy.* les exemples que je rapporte plus bas, p. 14). On conçoit qu'il ne faut rien moins qu'un obstacle qui entrave tout à coup la circulation à son point de départ pour entraîner la mort avec une rapidité qu'on ne peut comparer qu'à celle qui suit la section, ou les blessures profondes de la moelle épinière à la hauteur du trou occipital.

D'autres fois des plaies du ventricule gauche, tout-à-fait semblables à celles dont je viens de parler, non-seulement ne font pas succomber immédiatement le blessé, mais encore le laissent survivre un temps plus ou moins long. Un mendiant de Milan reçut un coup de couteau qui traversa le ventricule gauche à sa partie antérieure; il s'écoula peu de sang à l'instant même; le blessé fit soixante-dix pas environ, s'assit, et mourut au bout d'une demi-heure, en vomissant son dîner (Morgagni, *loc. cit.*, epist. 63, sect. 26). — Un coup d'épée, pénétrant entre la 5e et la 6e côte gauche, perça le ventricule gauche dans sa partie supérieure : le blessé fit plus de cinq cents pas sans tomber, perdit très peu de sang, n'eut aucune difficulté de respirer, et succomba au bout de cinq heures (Courtial, *Nouv. obs. anat. sur les os*, Paris, 1705, in-12, p. 138). — J. Featherson a consigné dans les *med. chir. Trans.*, t. II, l'observation d'un soldat, qui tomba sur une baïonnette, de telle manière que celle-ci pénétra entre la 6e et la 7e côtes gauches; il était alors à quelque distance du corps-de-garde: il vint en ouvrir la porte, la baïonnette encore fixée dans la blessure, d'où il n'avait pu l'arracher : elle en fut retirée par un des soldats présens. Peu après, syncope, extrémités froides, pouls presque insensible, sortie d'une très petite quantité de sang par la plaie. Ces accidens se dissipent; le blessé, porté à l'hôpital, se lève le lendemain, se promène dans la salle en conversant gaîment avec ses camarades: à onze heures du soir, mort subite, après avoir été à la garde-robe. Quarante-neuf heures s'étaient écoulées depuis la blessure. Une plaie, large de neuf lignes, pénétrait dans le ventricule gauche, où l'instrument avait divisé une des colonnes charnues qui adhèrent à la valvule mitrale. — Un jeune homme reçoit un coup de couteau au dessous de la mamelle gauche : hémorrhagie abondante par la plaie, suivie de syncopes répétées, dyspnée légère. Peu à peu le blessé se rétablit, et son état devenait de plus en plus satisfaisant, quand il mourut tout à coup le dixième jour. On trouva une plaie pénétrante du ventricule gauche (*Obs.* du docteur Nicolo Frisi, *in* il Filiatro Sebezio, n° de mai, p. 27, année 1834). — Un soldat vécut dix-sept jours après avoir reçu un coup d'épée au travers du sternum : presque tous les jours il sortait une livre de sang par la plaie. L'épée avait traversé le ventricule gauche et la cloison interventriculaire (Fantoni, *Giornale de' letterati d'Italia*, t. XXI, p. 145 et 146).

On voit que ces différens faits contredisent formellement l'opinion de Galien, qui a été répétée par beaucoup d'auteurs. Bien plus, quelques exemples prouvent que les blessures du ventricule droit peuvent également entraîner la mort subite. Un cordonnier reçoit un coup de couteau dans la poitrine ; il s'écrie aussitôt qu'il est blessé, retire le couteau de la plaie, et meurt si rapidement, qu'il n'était déjà plus quand les personnes du voisinage accoururent à ses cris. Le couteau avait traversé le ventricule droit et la partie voisine de la cloison vers le milieu de sa hauteur (Morgagni, *loc. cit.*, epist, 59, sect. 4).

Je viens d'observer un fait analogue plus remarquable encore. Un voiturier de Bercy reçoit un coup de couteau au milieu de la poitrine ; il fait deux pas pour s'appuyer contre un arbre, et tombe mort à l'instant même. Chargé par le ministère public de faire l'ouverture du cadavre, je trouvai les cartilages des 4e, 5e, et 6e côtes gauches coupés net et très obliquement près de leur insertion au sternum. Le médiastin antérieur était infiltré de sang noir coagulé. Le péricarde offrait à sa partie antérieure une ouverture de deux pouces de longueur et de six lignes de largeur ; sa cavité était énormément distendue par une grande quantité de sang, dont la majeure partie était coagulée. Le ventricule droit avait été ouvert à la réunion de son tiers supérieur avec ses deux tiers inférieurs, de manière que le bord droit et inférieur du cœur correspondait au milieu de cette plaie, qui avait près de deux pouces de longueur. Deux des colonnes charnues qui s'insèrent à la valvule auriculo-ventriculaire avaient été complétement divisées. La contraction extrême du cœur, qui était vide de sang, donnait à son tissu la dureté et la sonoréité du carton. Une assez grande quantité de sang avait jailli de la blessure au moment même, mais l'obliquité très grande de la section des cartilages costaux avait empêché qu'il ne s'en écoulât de nouveau: de là l'énorme distension du péricarde par ce liquide, la compression du cœur, et la mort subite.

Les plaies qui intéressent à la fois les deux ventricules sont, en général, promptement suivies de la mort. Elle arriva au bout d'une heure dans le cas rapporté par Lucius (Bonet, *Sepulchr. anat.*, t. III, p. 358), de même que dans celui de Schenck, où le blessé put parcourir encore une longue rue (*Obs. med. rar. nov. admir.*, etc. Francfort, 1600, in-fol., lib. II); il vécut cinq heures environ, le jeune homme dont on lit l'observation dans les *Éphémérides des curieux de la nature* (dec. II, an III, obs. 113), ainsi que celui dont l'histoire est consignée par Dolœus dans le même recueil (dec. II, an II, obs. 188). Paré ne dit pas quel était précisément le siége de la plaie du cœur de ce gentilhomme qui, après avoir été blessé, «ne laissa de tirer encore quelques coups d'espée contre son ennemy, qui s'enfuyait, le poursuivant la longueur de deux cents pas, puis tomba en terre mort; et en fois l'ouverture, dit Paré, où je trouvai une playe en la substance du cœur, de grandeur à mestre le doigt, et grande quantité de sang tombé sur le diaphragme» (*Œuvres, etc.*, lib. X, c. 32).

Les blessures des oreillettes ne sont point aussi rapidement mortelles qu'on le pense communément. Dans le cas rapporté par Percy (*loc. cit.*), où l'oreillette droite avait été ouverte en même temps qu'une artère coronaire, la mort survint au bout de neuf heures, et de vingt-quatre heures dans celui que Chartanet a inséré dans le *Journal de chirurgie militaire*, t. II, p. 377: ici l'oreillette gauche avait été traversée, ainsi que la veine cave supérieure. Mais on a vu un blessé survivre cinq jours après une perforation de l'oreillette droite (Billy, *Zod. med. gall.*, obs. 10, *in* Bonet, Sepulchr. anat., t. III, p. 376, obs. 3), et même onze jours: ce dernier fait est d'autant plus remarquable, que l'aorte avait été en même temps percée de part en part. Le blessé fut saigné quatre fois dans les six premiers jours; le septième il se leva, fut se promener pendant deux heures. Le lendemain il renouvela sa promenade. Le neuvième jour il reprit ses occupations habituelles (il était soldat recruteur) : dans la soirée il éprouva de la faiblesse et un peu de dyspnée. Le dixième jour on le purgea. Le onzième jour il avait recommencé ses excursions ordinaires, lorsqu'il éprouva une défaillance chez un marchand de vin où il venait d'entrer, et au bout d'une demi-heure il expira (Saviard, *Nouv. Recueil d'obs. chir.*, comment. par Lerouge. Paris, 1792, in-12, 456 pp.).

En comparant ainsi les divers exemples de plaies du cœur, on voit que celles du ventricule droit sont à la fois les plus communes et les moins promptement mortelles. D'après le relevé que j'ai mentionné plus haut, tous les blessés qui appartiennent à cette dernière catégorie, à l'exception de deux, n'ont pas vécu moins de deux jours. L'existence de l'un d'eux se prolongea quatre jours, quoique le ventricule droit fût percé en deux endroits (Dom. Panaroli, *Iatrologismorum seu medicinalium obs. Pentecostæ quinque.* Rome, 1643, in-4°, pentecosta quinta, obs. 45). Bartholin (*Hist. anat. et med. rar.*, cent. 1, hist. 77), Garmann (*Ephem. nat. cur.*, dec. 2, an. 3, obs. 114, p. 228), Boyer (Fourcroy, *Médecine éclairée par les sc. phys.*, t. II, p. 92) et Alph. Sanson (*loc. cit.*, obs. 8), ont vu la mort ne survenir que le cinquième jour; De l'Écluse, le septième (*Hist. de l'Acad. roy. des sc.*, ann. 1744, obs. 9, p. 14); Valsalva, le huitième (Morgagni, *loc. cit.*, epist. 53, sect. 3); Diemerbrock (*loc. cit.*, lib. II, cap. 6), Idonis Wolf (*Obs. med. chir.*, *libri duo.* Quedlinburg, 1704, in-4°), Morand (*Hist. de l'Acad. roy. des Sc.*, ann. 1735, obs. 9, p. 21), le neuvième jour; Augé, le treizième (Marrigues, *Remarques sur les plaies du cœur. In* Ancien Journ. de méd., t. XLVIII, p. 244); Muller, le quinzième (cité par Job Van Meckren, *Obs. med. chir.* Amsterdam, 1682, in-18, p. 153, obs. rapportée dans la Thèse de M. Allewereildt); M. Renauldin, le dix-huitième ou le vingtième jour environ (obs. déjà citée); de Roy, le vingt-troisième jour (Bonet, *Sepulchat. anat.*, t. III, p. 357); Fantoni, également le vingt-troisième jour (*loc. cit.*, t. XXI, p. 148); L. Caillot, le vingt-huitième jour (*Mém. inédit sur le Trait. des plaies pénétrantes de la poitrine*).

A quelles causes peut-on attribuer des différences aussi grandes dans la durée de la vie des blessés après une plaie pénétrante du cœur ? J'ai déjà exposé l'opinion de Morgagni sur la mort subite dans les plaies de cet organe, et cité des faits assez nombreux à l'appui de l'explication de l'illustre médecin de Padoue. Bartholin (*obs. cit.*) pense que l'étroitesse et l'obliquité de la blessure peuvent contribuer puissamment à retarder la mort : c'est ainsi que, dans l'observation qu'il rapporte, il se rend raison du trajet assez long que le blessé put parcourir immédiatement après avoir reçu le coup, et de la prolongation de son existence pendant cinq jours : *Quantùm conjecturâ assequor*, dit-il, *propter obliquum angustumque cordis vulnus, concidentibus labiis circulatio, per tot dies, perstitit interrupta;* explication qui peut être applicable à certains cas, par exemple, à celui de ce jeune homme qui put encore traverser en courant une longue place après avoir eu les deux ventricules percés de part en part par un stylet très aigu (Lucius, *loc. cit.*).

D'un autre côté, on peut opposer à ces observations d'autres cas dans lesquels la largeur de la plaie du cœur n'a pas empêché la vie de continuer encore assez long-temps, comme dans le fait observé par Dekkers, où la mort n'eut lieu que le neuvième jour, quoiqu'il existât une plaie large de deux travers de doigt au ventricule, et que le sang eût coulé abondamment par la blessure (Idonis Wolf, *loc. cit.*).

L'étroitesse et l'obliquité d'une plaie du cœur ne constituent donc pas à elles seules les conditions qui empêchent ces blessures d'être immédiatement mortelles, puisqu'une plaie large peut n'entraîner la mort qu'après un temps beaucoup plus long qu'une plaie étroite. Je pense que la cause de ces différences réside tout entière dans la direction du trajet de la blessure relativement à celle des fibres de chacun des plans musculeux du cœur ; ainsi, une plaie du ventricule gauche, par exemple, peut, pour ainsi dire, ne faire qu'écarter les fibres des plans superficiels, et diviser en travers celles du plan profond, et *vice versâ*. Est-elle, au contraire, à peu près transversale à la direction des fibres de ces différens plans, la plaie restera béante, et donnera lieu à une hémorrhagie promptement funeste. Ici l'on conçoit toute l'influence que peut avoir la forme particulière de l'instrument vulnérant qui traverse l'épaisseur des parois ventriculaires. M. Alph. Sanson a très bien fait remarquer que le défaut de parallélisme des plans charnus du cœur est la condition qui favorise le plus la formation d'un caillot sanguin capable d'obturer la plaie (*loc. cit.*, p. 30).

Au nombre des causes qui peuvent favoriser la formation d'un caillot dans la plaie, et concourir ainsi à prolonger la vie, je signalerai encore l'extrême faiblesse du blessé, un état de syncope prolongée, qui, en modérant ou suspendant momentanément la circulation et les mouvemens du cœur, produisent cet effet. Un homme reçoit un coup d'épée dans la poitrine, et est apporté à l'Hôtel-Dieu au mois de juillet 1688. Comme il était très faible, que la difficulté de respirer était très grande, l'on s'imaginait qu'il allait expirer à chaque instant; cependant il vécut quatre à cinq jours. «Le cœur était traversé de part en part; le coup ayant passé du ventricule droit au ventricule gauche, à travers le septum medium, au moyen de quoi le sang avait rempli la cavité de la poitrine; de manière, ajoute Saviard, que le blessé n'avait vécu pendant ces quatre ou cinq jours qu'à l'occasion de quelques grumeaux de sang qui avaient bouché la plaie des ventricules (Saviard, *loc. cit.*)». — Durande a rapporté l'observation curieuse d'un soldat qui, après avoir reçu un coup d'épée dans la poitrine, resta cinq jours dans un état de mort apparente, exposé à un froid très rigoureux, et chez lequel on trouva la plaie du cœur cicatrisée; il vécut dix jours, et succomba seulement aux suites du sphacèle des deux jambes qui avaient été gelées (*Mém. sur l'abus de l'ensevelissement des morts*. Strasbourg, 1789, in-8°, p. 28). C'est également aux défaillances fréquentes causées par l'hémorrhagie, que Morgagni attribue la prolongation de la vie des deux blessés dont Fantoni et Gaspareni ont rapporté l'histoire (*loc. cit.*, épist. 53, sect. 27).

Enfin, une dernière circonstance qui contribue puissamment à retarder la mort du blessé en s'opposant à l'hémorrhagie, c'est la présence de l'instrument vulnérant dans la plaie. L'observation la plus remarquable en ce genre, et qui montre jusqu'à quel point le séjour d'un pareil obstacle à l'écoulement du sang est compatible avec la vie, a été rapportée par M. Ferrus. Un aliéné s'enfonça, entre la cinquième et la sixième côte gauche, un stylet de fer, qui traversa obliquement de bas en haut le ventricule gauche et la cloison inter-ventriculaire. Le blessé vécut vingt jours (*Repertoire de physiol. pathol. et de chir.*, t. I).

B. *Plaies non pénétrantes*. — On peut dire que, généralement, les plaies non pénétrantes du cœur sont moins graves que celles qui pénètrent dans les cavités de cet organe. C'est à des cas de cette espèce qu'il faut surtout rattacher le petit nombre d'exemples de guérison qu'on connaît jusqu'à présent. Quand ces blessures déterminent la mort, celle-ci ne survient communément qu'après un temps assez long. Dans aucune des observations que j'ai réunies, le blessé n'a succombé avant le 6e jour: tel était le cas rapporté par Job Van Meckrem (*loc. cit.*, obs. 37); la pointe seule du cœur avait été divisée, une péricardite avec exsudations membraniformes avait déterminé l'adhérence partielle du cœur à son enveloppe séreuse. — Dans un autre, deux balles avaient déchiré le cœur à sa base et à sa pointe; Malgré cette double blessure, la mort n'eut lieu que le septième jour (Henri de Heers, *loc. cit.*, lib. I, obs. 11).—Le blessé survécut aussi long-temps dans un cas de déchirure de la pointe du cœur par une balle (Caranius, *Zodiac. med. Gall.* Junii. an II, obs. 13, *in* Bonet, *Sepul. anat.*, t. III, p. 379). — Un prisonnier se frappe d'un coup de couteau dans la région du cœur : il ne succombe que le huitième jour. L'instrument avait été enfoncé à une assez grande profondeur, directement dans l'épaisseur de la cloison des ventricules, sans pénétrer dans l'un ni dans l'autre (Greg. Horstius, *Observat. medicin. singul.*, etc., lib. I, obs. 18).— J'ai déjà cité une observation de M. Sanson, dans laquelle le blessé vécut treize jours. — Un homme qui avait reçu une blessure dans la pointe du cœur vécut jusqu'au quatorzième jour (Jean Trangost Weitzmann, *de Mirando cordis. vulnere post quatuordecim dies demum lethale.* Witteberg, 1775, in-4°).—Enfin un autre, à la suite d'une blessure pénétrante dans la région du cœur, qui avait déterminé long-temps des accidens fort graves, parut entièrement rétabli : il avait déjà repris des travaux fatigans malgré quelques défaillances auxquelles il était sujet depuis sa blessure quand il mourut subitement. Un abcès sanieux, contenu dans un kyste à parois fort épaisses, s'était formé à la surface du cœur (*Mummius Ludens*, obs. 44 de la *Dissert.* de M. Allewereildt. Thèses de Paris, 1807, n° 73).

Effets consécutifs des plaies du cœur. —Les différens exemples que j'ai cités prouvent qu'après l'hémorrhagie, l'inflammation est la suite la plus grave qu'on ait à redouter dans ce genre de blessures. Il est évident, en effet, que c'est à cette cause qu'il faut le plus souvent attribuer la mort qui arrive à une époque où déjà l'on entrevoyait quelques chances de salut pour le blessé.

Tantôt c'est une péricardite aiguë avec exsudations membraniformes (Boyer, *loc. cit.;* Alph. Sanson, *obs.* 24), ayant déjà fait naître des adhérences entre le cœur et son enveloppe (Job Van Meckren, *obs. cit.*), ou suivie de l'épanchement d'un liquide puriforme dans la cavité du péricarde (de Roy, *obs. cit.*), d'une sanie rougeâtre, un peu fétide, avec épaississement des parois du péricarde (Ferrus, *obs. cit.*); tantôt l'inflammation est bornée à la plaie, et donne lieu à la formation d'un abcès circonscrit (Mummius Ludens, *loc. cit.*), ou elle s'étend au tissu charnu du cœur, dont on trouve les fibres en partie détruites (Fantoni, *obs. cit.*); quelquefois la suppuration se fait jour au dehors par la plaie du thorax (Fantoni, *même obs.*), le blessé peut vivre ainsi plusieurs mois avec une plaie fistuleuse, et l'on trouve après la mort la surface du cœur profondément altérée : *Ferè totam cordis substantiam ad fibras usque ab ulcere exesam* (Marchettis, *obs. med. chir.*, etc. Padoue, 1675, in-8°, obs. 47). L'altération peut être bornée au seul ventricule blessé, comme dans le cas rapporté par Muller : *Istamque* (dextram) *ferè cordis partem totam contabuisse, sinistrâ parte manente incolumi* (Alleweireldt, *Considérat. sur les lésions mécan. du cœur,* Thèses de Paris, 1807, in-4°, n° 73, p. 23). Enfin, suivant Boyer, il peut arriver que les parois du cœur, affaiblies dans l'endroit de la blessure, n'offrent plus à l'effort du sang une résistance suffisante, et qu'elles finissent par se rompre après avoir résisté pendant quelques jours. (*Traité des malad. chir.*, t. VII, p. 266). J'ignore si cette opinion, d'ailleurs très probable, repose sur quelques faits observés par Boyer, mais il n'en cite aucun à l'appui.

Symptômes des plaies du cœur. — Quand on lit avec attention un grand nombre d'observations de plaies du cœur, on peut juger combien le diagnostic de ce genre de lésion présente d'incertitude; j'ajouterai que la plupart des observations ne contiennent, sous ce rapport, que des détails très incomplets.

Les signes tirés de la situation et de la direction de la plaie extérieure ne peuvent fournir que des présomptions qui, toutefois, ne sont pas sans valeur, lorsqu'il existe en même temps quelques-uns des symptômes indiqués ci-après. L'écoulement du sang au dehors n'est rien moins que constant; en général, il n'y en a pas quand la plaie extérieure est étroite ou très oblique ; j'ai signalé plus haut les autres circonstances qui peuvent s'opposer à ce que ce liquide s'échappe du cœur par certaines plaies qui pénètrent cependant dans les cavités de cet organe. Senac (*loc. cit.*, p. 373) a mentionné quelques-unes des causes qui mettent ainsi obstacle à l'hémorrhagie. Dans quelques cas, l'écoulement du sang, que déterminent les efforts de la respiration, a lieu, soit en nappe (Henri de Heers), soit par jet (Alph. Sanson, obs. 8). Le blessé peut en perdre ainsi une quantité considérable; dans le cas de Fantoni, elle était d'une livre tous les jours, et pourtant l'individu vécut dix-sept jours. (*loc. cit.*).

Tantôt la lésion du cœur entraîne la chute immédiate du blessé (syncope); tantôt celui-ci n'en continue pas moins de marcher plus ou moins long-temps (*obs.* de Paré, Lucius, Courtial, Featherson, etc.), puis survient une défaillance, et il tombe. Dans certains cas, la plaie est douloureuse (Nic. Frisi); des élancemens s'étendent de la blessure au travers de la poitrine (Featherson); d'autres fois elle n'est le siége d'aucune douleur (Diemerbroeck); on a trouvé les battemens du cœur tumultueux, précipités (Sanson, *obs.* 3); les mouvemens de cet organe étaient suivis d'un bruissement particulier, d'une sorte de crépitation onduleuse, semblable à celle d'un anévrysme variqueux, dans le cas rapporté par M. Ferrus. Le blessé dont parle Fantoni éprouvait des *tremblemens* du cœur (il a voulu sans doute dire des frémissemens dans la région précordiale). Dans quelques cas de guérison de plaies du cœur, les blessés étaient restés sujets à des palpitations fatigantes (*obs.* de MM. Latour, Velpeau). Le pouls peut cesser d'être perceptible dans toutes les artères dès le moment de la blessure, et jusqu'à la mort (Wolf, *obs.* de Dekkers) : le plus souvent il est faible, petit; puis il devient un peu plein, vif (Morgagni), parfois avec des intermittences irrégulières (Ferrus, Nic. Frisi), ou bien serré, fréquent (Sanson, *obs.* 3), dur et fréquent (*ibid.*, *obs.* 8), inégal (Fantoni): d'abord fort et dénotant une fièvre violente le deuxième et le troisième jour, il n'existait presque plus pendant les trois derniers jours chez le blessé de Gaspareni (Morgagni). Je n'ai pas besoin de faire remarquer le peu de valeur de ces différens caractères du pouls, qui doit nécessairement varier suivant l'existence ou l'absence d'hémorrhagies, d'après le temps qui s'est écoulé depuis la blessure, etc.

2

La dyspnée n'est pas moins variable dans son apparition : généralement elle est légère dans le commencement, et devient ensuite de plus en plus grande dans les jours qui précèdent la mort; quelquefois il n'y a aucune gêne dans la respiration. La dyspnée peut exister avec ou sans sortie du sang au dehors. Assez souvent il survient une toux sèche et fatigante (Henri de Heers, Morgagni, Sanson, *obs.* 1 et 3), avec ou sans difficulté de respirer, se développant tantôt peu après la blessure, tantôt au bout de quelques jours seulement (Featherson), déterminant soit une douleur dans la plaie (*ibid.*), soit la sortie du sang par cette ouverture (Sanson). Le décubitus est ordinairement possible du côté de la plaie; quelquefois il est impossible sur le dos (Featherson), et d'autres fois cette position est la seule supportable (Sanson, *obs.* 3); enfin il peut arriver que le blessé puisse se coucher indistinctement, et sans plus de gêne, sur l'un ou sur l'autre côté (Henri de Heers).

Dans certains cas, on n'observe aucuns symptômes particuliers pendant plusieurs jours; puis tout à coup la physionomie du blessé s'altère, la dyspnée survient, ainsi que des syncopes, le refroidissement des extrémités, et la mort (Morand) : une péricardite, développée le troisième jour, avait donné lieu à ces divers accidens, dans le cas rapporté par Boyer.

Aux différens symptômes que je viens d'indiquer peuvent s'en joindre d'autres, suivant que la blessure du cœur est compliquée de celle des poumons, de l'œsophage, etc., suivant que le diaphragme a été traversé par l'instrument vulnérant. C'est à la perforation de cette cloison musculo-fibreuse que Morgagni attribue la toux violente et continue qu'éprouvait le blessé observé par Valsalva (epist. 53, sect. III). Mais je viens de noter ce phénomène comme existant assez souvent dans les plaies simples du cœur; et dans les différentes observations que j'ai citées, où ce symptôme est mentionné, il n'y avait aucune lésion du diaphragme. Au contraire, on pourra penser que ce muscle a été divisé si, dans le cas probable d'une plaie du cœur, le blessé n'éprouve pas un instant de dyspnée, mais bien une pesanteur de plus en plus grande dans le ventre, avec de fréquentes évacuations. Tels furent, en effet, les symptômes que présenta le sujet de l'observation de Valsalva, chez lequel le sang s'était écoulé du péricarde dans l'abdomen par la plaie du diaphragme.

Est-il possible de distinguer quelle est la partie du cœur qui a été blessée ? Il n'y a guère que la couleur du sang qui puisse faire reconnaître si cette dernière intéresse les cavités artérielles ou veineuses de cet organe; car les exemples que j'ai cités démontrent que la rapidité de la mort, considérée comme signe de la lésion du ventricule gauche, coexiste également avec les plaies du ventricule droit. J'ajouterai que la différence de couleur du sang n'est point un signe particulier à la lésion de telle ou telle cavité du cœur, puisque elle peut être aussi la conséquence d'une plaie non pénétrante avec lésion d'une veine ou d'une artère coronaire d'un gros calibre, ou d'une plaie bornée à l'aorte ou à l'artère pulmonaire.

Pronostic. — Si l'on cousulte les auteurs anciens, on les voit tous, sans exception, considérer les plaies du cœur comme nécessairement mortelles. Hippocrate (*Aphor*, sect. VI, n° 18), et après lui Celse (*De re medicâ*, lib. V, cap. 26, sect. 8), Paul d'Égine (*De re med.*, lib. VI, *de telis a corpore extrahendis*. Paris, 1532), etc., etc., émettent formellement cette opinion, qui est adoptée par le plus grand nombre des médecins légistes. Cependant, d'après les exemples assez nombreux qui précèdent, on voit d'abord que les plaies du cœur présentent une notable différence sous le rapport de la rapidité de la mort qui les suit; qu'à cet égard les plaies non pénétrantes surtout peuvent offrir des chances de guérison, car elles n'entraînent la mort du blessé que par suite de l'inflammation qu'elles déterminent, soit dans le tissu du cœur, soit dans son enveloppe séro-fibreuse; en sorte que leur analogie avec les plaies des autres parties permet de supposer que, comme ces dernières, elles sont susceptibles de cicatrisation si elles ne donnent lieu qu'à une inflammation modérée.

La pathologie comparée nous fournit d'abord un bon nombre d'exemples à l'appui de ces réflexions. Desiderius Jacot (*Comment. Coac. Hippocrat.*, lib. I, sect. 3) rapporte qu'on trouva l'extrémité d'une flèche qui était implantée depuis longtemps dans le cœur d'un cerf, *ex longo tempore cordi infixum gereret.* Duverney trouva le ventricule droit du cœur d'une vache traversé par une longue aiguille, recouverte d'une couche épaisse de rouille. D'anciennes adhérences unissaient le péricarde au cœur dans le point correspondant (Jean Conrad Peyer, *Parerga anat. et med. septem*, etc. Genève, 1681, in-8°, c. 6). Le cœur d'un cerf contenait une balle enchatonnée dans l'épaisseur de ses parois (Jean Corn. Weber, *Anchora Sauciatorum*, etc. Uratislaw, 1600, in-8°). Au rapport de J. C. Weber on en trouva une dans le cœur d'un sanglier. Doloeus parle d'un fait semblable (*Ephem. nat. cur.*, ann 1687, obs. 77, p. 166). Le cœur d'un cochon était traversé par l'extrémité aiguë d'un bâton de la grosseur du petit doigt, avec lequel l'animal avait été blessé plus de six mois auparavant (Henri de Heers, *Obs. med.*, lib. I, obs. 2). Le cœur d'un chien, tué pour des démonstrations anatomiques, contenait un grain de plomb dans l'épaisseur de ses parois ; l'animal était gras et très fort (Jean La Serre, *Ephem. nat. cur.*, ann. 1687, obs. 77, p. 166). Au mois d'août 1816, on tua dans le parc de Bradley un daim remarquable par son embonpoint et son état de vigueur : en l'ouvrant, on trouva une balle entourée d'un kyste dans l'épaisseur des parois du cœur, environ à deux pouces de sa pointe. La balle pesait deux cents quatre-vingts douze grains ; elle était aplatie. Dans ce point, le cœur était fortement uni au péricarde (*Edimburg med. and surg. journ.*, et *Gaz. médicale*, ann. 1817, n° 10).

Quelles que soient les restrictions qu'on apporte à l'analogie qui existe entre les animaux et l'homme, ces différens faits n'en fournissent pas moins de fortes présomptions en faveur de la curabilité des plaies du cœur chez ce dernier ; et, en effet, cette question n'est plus douteuse aujourd'hui, plusieurs observations très authentiques ont changé cette présomption en certitude.

Je crois qu'il ne faut considérer que comme un exemple de ces plaques blanches et opaques, si communes à la surface du cœur, le fait cité par Cabrol (*Obs. anat.*, 26) en ces termes : « Il y avait à la base du cœur, près la couronaire, une cicatrice de la grandeur de deux travers de doigt, et de l'espesseur d'un teston. » Mais il n'en est pas de même du suivant. — En 1642, Tourby, chirurgien et anatomiste distingué de Paris, faisait publiquement l'ouverture du corps d'un jeune homme qu'il avait soigné *quatre ans* auparavant pour une blessure de la poitrine. La dissection montra que le cœur avait été blessé à sa pointe : *Cujus vulneris evidentissima testis cicatrix adhuc restabat ab omnibus clarè conspicienda* (Idonis Wolf, *loc. cit.*, l. I, obs. 21). — Malgré le peu de temps qui s'était écoulé entre la blessure et la mort (dix jours), peut-on admettre, avec Durande, que chez ce soldat, dont il a rapporté l'histoire, la plaie du cœur était bien réellement cicatrisée ? Un état de syncope prolongée, et entretenue pendant cinq jours par un froid rigoureux, doit avoir favorisé la réunion de la plaie, en rendant les mouvemens du cœur excessivement faibles. Toutefois je n'oserais pas affirmer que dix jours aient suffi pour donner à une cicatrice du tissu charnu du cœur une consolidation parfaite (Durande, *obs. cit.*).

En disséquant le cadavre d'un individu qui avait reçu un coup d'épée au dessus de l'hypocondre gauche, je trouvai, dit M. Richerand, le péricarde adhérent au cœur par une cicatrice, adhérente elle-même aux parois du ventricule gauche (*Nosog. chir.*, t. IV, p. 3, 3e édit.). Les brides fibreuses de cette cicatrice figuraient une petite étoile (Alleweireldt, *loc. cit.*, p. 89).

Un exemple bien plus remarquable, et tout-à-fait semblable à plusieurs de ceux qu'on a observés chez les animaux, est celui qu'a rapporté M. Latour, d'Orléans. Un soldat reçoit un coup de feu à la poitrine; une hémorrhagie abondante fait désespérer de sa vie. Le sang commence à s'arrêter le troisième jour, la suppuration de la plaie lui succède, il en sort plusieurs esquilles d'une côte fracturée par la balle; cicatrice de la plaie au bout de trois mois. Le blessé se rétablit en n'éprouvant d'autre incommodité que des palpitations de cœur qui le tourmentèrent pendant trois ans. Elles devinrent moins fortes les trois années suivantes, et il mourut d'une maladie étrangère à ces palpitations *six ans* après sa blessure. A l'autopsie, on trouva la balle chatonnée dans le ventricule droit du cœur, près de sa pointe, recouverte en partie par le péricarde, et appuyée sur le *septum medium* (*Hist. philos. et méd. des causes essent., imméd. ou proch. des hémorrhagies*, t. I, p. 75).

Il mourut, à l'hôpital de la Faculté, un charbonnier âgé de cinquante ans, très adonné au vin. Neuf années auparavant, dans une rixe, il avait reçu un coup de couteau dans le côté gauche de la poitrine. Pendant plusieurs mois, on crut que la mort serait la suite de cette blessure; enfin le malade guérit en restant sujet aux palpitations. A l'ouverture du cadavre, on trouva le péricarde ouvert vis-à-vis la cicatrice des parois thoraciques, et le cœur lui-même présentait une ligne fibreuse qui traversait toute l'épaisseur de son ventricule droit, dans le point correspondant à la perte de substance du péricarde (Velpeau, *Traité d'anat. chirur.*, t. I, p. 544, 1re éd.). La pièce fut montrée à l'Académie royale de médecine dans la séance du 16 décembre 1824. En voyant la ligne fibreuse, produit de la cicatrice, occuper toute l'épaisseur de la paroi ventriculaire, n'est-il pas très probable qu'ici la plaie du cœur était pénétrante? et pourtant elle a été suivie de guérison.

Enfin, à ces exemples de guérison prouvée par l'ouverture du cadavre, on peut ajouter des cas assez nombreux dans lesquels la direction d'une plaie pénétrante de la poitrine, les accidens qui l'ont suivie, etc., autorisaient à penser que le cœur avait été atteint, et dans lesquels cette lésion n'en a pas moins laissé survivre le blessé. Telles sont, entre autres, les observations rapportées par MM. Gilbert (*Recherches anat. et pathol. sur les lésions du cœur et des vaisseaux sanguins, considérées comme causes de mort subite.* Thèses de Paris, 1804, in-4°, n° 298), Alp. Sanson (*Thèse citée, obs.* 30, p. 41), Larrey (*Archiv. gén. de méd.*, t. XXV, p. 280), etc.

D'après ces différens faits, on ne peut plus mettre en doute la possibilité de la guérison de certaines plaies du cœur; de là aussi cette conclusion, que toutes les plaies de cet organe ne sont pas nécessairement mortelles.

Traitement. — La première indication à remplir est d'affaiblir la circulation chez le blessé par des saignées abondantes et répétées, de modérer en même temps la fréquence des mouvemens du cœur. L'administration de la digitale peut être ici un auxiliaire puissant. Les observations de Saviard, de Fantoni, de Gaspareni et de Durande, montrent l'influence avantageuse que peuvent avoir ces deux moyens réunis. Le fait rapporté par le dernier de ces auteurs prouve en même temps que l'action du froid pourrait avoir une grande part dans la guérison des plaies du cœur, en entretenant le blessé dans un état de torpeur et d'engourdissement qui devient pour lui une sorte de syncope prolongée. Je partage entièrement à ce sujet l'opinion de M. Alph. Sanson (*Thèse citée*, p. 45), et je pense qu'il importe beaucoup, dans le traitement des plaies dont il s'agit, de tenir le blessé dans une atmosphère aussi froide que possible. Des applications de glace sur la poitrine seront alors très utiles.

D'assez nombreux exemples ont fait voir combien il faut se méfier du calme qui existe quelquefois à la suite des plaies pénétrantes du cœur, comme dans les cas rapportés par Gobert (Lerouge, *Comment.* de Saviard, *obs. cit.*), Featherson (*loc. cit.*). M. L. Cailliot a vu la mort arriver inopinément le vingt-huitième jour à la suite de mouvemens musculaires un peu violens. Le blessé était un maître d'armes qui avait reçu un coup d'épée pénétrant dans le ventricule droit (*Mém. inéd. sur le trait. des plaies pénét. de la poitr.*). Ces faits doivent engager le praticien, dans les cas de plaies de poitrine qu'on présume intéresser le cœur, à maintenir le plus long-temps possible le blessé dans un repos absolu. Le séjour prolongé au lit, l'immobilité du corps, l'éloignement de toute cause d'émotion, un régime débilitant, sont surtout nécessaires ici. L'état rassurant du blessé, loin d'inspirer une sécurité complète, doit, au contraire, faire redoubler chaque jour de précautions.

Quant à la plaie, il faut en rapprocher immédiatement les bords; en s'opposant ainsi à l'écoulement du sang au dehors, on favorise la formation d'un caillot qui pourrait obturer la plaie du cœur. Une conduite opposée, enlèverait toute chance de salut au blessé. Dans le cas déjà cité de Diemerbroeck (lib. 2, c. 6), quand on eut débridé la plaie le troisième jour, un flot de sang s'en échappa depuis lors à chaque pansement, et ces hémorrhagies répétées hâtèrent la mort du blessé.

CORPS ÉTRANGERS DANS LE COEUR.

N'ayant à m'occuper ici que des corps étrangers venus du dehors, j'aurai peu de choses à ajouter à ce qui précède. En effet, tout se résume à peu près dans l'indication des observations que j'ai citées (p. 19 et 20), de balles, de grains de plomb, de débris d'instrumens vulnérans, qu'on a trouvés dans l'épaisseur des parois du cœur, ou dans les cavités de cet organe, à la suite de plaies pénétrantes de la poitrine. C'est ordinairement en traversant le cœur que ces corps étrangers arrivent dans les ventricules ou les oreillettes, où rarement on les trouve libres et flottans. Le plus souvent ils adhèrent aux parois de ces cavités, et montrent ainsi le trajet qu'ils ont parcouru.

Cependant il peut arriver que ces corps n'y pénètrent pas directement, et qu'ils y soient transportés par l'intermédiaire des veines, dans lesquelles ils avaient été d'abord introduits. Ici je pourrais rappeler, comme exemples, les expériences relatives à l'injection de certaines substances dans ces vaisseaux, et particulièrement du mercure, qu'on retrouve alors en gros globules dans les cavités droites du cœur (Gaspard, *Mém. physiol. sur le mercure. In* Journal de physiol. expér., t. I, p. 165, expér. 1 et 6). Mais ce mode d'introduction n'a trait qu'indirectement à la question, puisqu'il s'agit de corps étrangers trouvés dans le cœur sans avoir traversé cet organe, à la suite de plaies pénétrantes du thorax. Je ne sache pas qu'il existe beaucoup de cas de ce genre; aussi peut-on considérer comme un fait unique jusqu'à présent l'observation que rapporte M. le docteur Thomas Davis. Un enfant avait enfoncé une cheville de bois, de trois pouces de longueur, dans l'extrémité d'une tige de fer creuse; le tube rempli de poudre, il y mit le feu, et au moment de l'explosion, la cheville de bois, repoussée vers l'enfant, pénétra complétement dans la poitrine, entre les troisième et quatrième côtes droites. L'enfant revint aussitôt chez lui à une distance de quarante verges. Il y eut une hémorrhagie considérable, et quand on le couchait sur le côté droit, il s'écoulait par la plaie un flot de sang veineux; du reste, aucune douleur dans la poitrine, nuls accidens, pendant quinze jours : l'enfant se leva et se promena. Au bout de ce temps, amaigrissement rapide, frissons fréquens, suivis de défaillances, pouls fréquent, sans toux ni expectoration sanguinolente; mort cinq semaines et deux jours après l'accident. A l'autopsie, petite cicatrice dans le deuxième espace intercostal, à un demi-pouce du bord droit du sternum. Nul épanchement sanguin ou séreux dans les plèvres. A la racine du poumon droit, près de l'artère pulmonaire, une petite tache bleuâtre dans le tissu cellulaire, correspondait pour la grandeur avec la cicatrice indiquée : le ventricule droit contenait la cheville de bois dont le bout inférieur appuyait contre la partie inférieure du ventricule, près la pointe du cœur, engagée entre les colonnes charnues et la face interne du ventricule. L'autre bout de cette cheville était recouvert d'un caillot épais aussi gros qu'une noix, et appuyait contre la valvule auriculo-ventriculaire qui était en partie déchirée. On chercha en vain dans le cœur et dans le péricarde la trace d'une plaie par où ce morceau de bois aurait pu pénétrer. Suivant le docteur Davis, le corps étranger, après avoir traversé le poumon, pénétra dans la veine cave, d'où il fut entraîné par le sang dans l'oreillette droite, puis dans le ventricule (*Transact. of the provincial med. and. surg. association*, v. II. *In* Archiv. gén. de méd., n° de juin 1834, p. 189).

J'ignore si, dans les cas assez nombreux d'introduction accidentelle d'aiguilles dans l'économie, on a trouvé de ces corps étrangers dans le cœur. Le fait est très probable, mais je ne l'ai vu consigné dans aucun des exemples que j'ai consultés.

DEUXIÈME PARTIE.

DILATATION LOCALE OU ANÉVRYSME VRAI DU CŒUR.

Dilatation locale ou anévrysme vrai du coeur. — Autant il est fréquent d'observer les cavités du cœur uniformément dilatées surtout avec hypertrophie de leurs parois, autant il est rare de rencontrer une dilatation partielle de ces mêmes parois, en un mot, un véritable anévrysme communiquant avec une des cavités du cœur, de la même manière que les anévrysmes faux consécutifs des artères communiquent avec ces vaisseaux. Tantôt l'anévrysme forme une tumeur saillante à la surface du cœur, offrant ainsi une grande analogie avec l'anévrysme faux consécutif d'un tronc artériel; tantôt il ne consiste qu'en une dilatation sacciforme de la membrane interne du ventricule, située dans l'épaisseur des parois du cœur, mais qui ne forme pas de relief, de tumeur, à la surface de cet organe.

Les annales de la science ne renferment encore qu'un petit nombre d'exemples de cette maladie du cœur. — Dom. Gusm. Galeati paraît être le premier qui en ait publié un. Un homme éprouve, pendant quelque temps, une douleur très incommode au niveau de la partie inférieure du sternum : elle s'étendit bientôt à toute la poitrine, se calma pendant quelques jours, reparut ensuite, et fit périr subitement le malade. Le péricarde était énormément distendu par beaucoup de sérosité, et près de deux livres de sang coagulé. Le cœur était sain dans la plus grande partie de son étendue; mais il existait à la surface du ventricule gauche une protubérance peu élevée, sur laquelle existait une déchirure de deux lignes de longueur environ, au travers de laquelle la sonde pénétrait librement dans la cavité du ventricule. Cette tumeur avait trois travers de longueur environ, et deux de largeur. C'était à sa partie la plus saillante qu'existait la déchirure (*de Bononiensi sc. et art. Instituto atque Acad. Comment.*, t. IV, p. 26-33, ann. 1757). — Walter le père en cite un second exemple (*Nouv. mém. de l'Acad. de Berlin,* ann. 1785) : dans ce cas, qui avait été recueilli par Buttner, professeur d'anatomie à Kœnisberg, « le ventricule postérieur était fort mince, composé de fibres musculeuses relâchées ; la pointe en particulier était allongée, et formait un large sac. » D'après la figure jointe à cette courte description, on voit que la tumeur avait plus de la moitié du volume du ventricule. — Baillie a vu de même le sommet du ventricule gauche converti en une poche assez large pour contenir une petite orange. Les parois en étaient minces, la cavité, tapissée par une membrane blanche et opaque, contenait peu de sang coagulé (*Anat. pathol.*, etc. ; trad. de M. Guerbois. Paris, 1815, in-8°, pag. 21). — Corvisart a rapporté l'observation d'un nègre sur lequel il trouva une tumeur creuse, presque aussi volumineuse que le cœur, située à la partie supérieure et latérale du ventricule gauche ; ses parois étaient comme cartilagineuses, sa cavité communiquait avec celle du ventricule par une ouverture rétrécie dont le contour était lisse et poli ; elle contenait plusieurs couches de caillots assez denses ; le péricarde adhérait à cette tumeur (*Essai sur les maladies et les lésions org. du cœur et des gros vaisseaux.* Paris, 1811, in-8°, obs. 42). — Zannini, dans sa traduction italienne de l'ouvrage de Baillie, a inséré l'observation d'un gondolier dont le cœur offrit également une tumeur de la grosseur du poing à l'extrémité du ventricule gauche ; sa cavité avait un pouce et demi de diamètre en tous sens ; ses parois étaient épaisses, dures, lardacées, et infiltrées çà et là d'une matière qui participait du *plâtre* et du *savon ;* elle adhérait au péricarde. Plusieurs années auparavant ce gondolier était tombé la poitrine contre une barque, et depuis cette époque il avait ressenti, à intervalles assez éloignés, des douleurs dans la région du cœur ; deux fois il avait été affecté d'inflammation de poitrine. — En 1826, M. P. H. Bérard aîné consigna dans sa Thèse inaugurale deux nouveaux exemples d'anévrysme partiel du cœur. Dans l'un et l'autre cas, cet organe offrait à sa pointe une tumeur volumineuse qui semblait isolée du sommet du ventricule par un collet ou rétrécissement circulaire. La pointe du ventricule droit arrivait jusqu'à la base de la tumeur sans s'y ouvrir; le ventricule gauche, au contraire, communiquait avec elle par un orifice arrondi; l'intérieur de la poche anévrysmale était rempli de caillots fibrineux bien organisés, plus ou moins desséchés; le péricarde adhérait à la tumeur: l'une d'elles avait le volume d'une pomme de moyenne grosseur. Dans un de ces cas, il y avait hypertrophie avec dilatation des deux ventricules (*Diss. sur quelques points d'anat. path. et de path.* Paris, 1826, in-4°, n° 23; extr. dans les *Arch. gén. de Méd.*, t. x, p. 364). —Dans la séance du 12 décembre 1826, M. Biett lut à l'Académie royale de médecine l'histoire de la maladie à laquelle Talma venait de succomber, et décrivit, dans les détails de l'autopsie, une tumeur semblable aux précédentes, qui existait aussi à la pointe du cœur, et dont la cavité communiquait avec celle du ventricule gauche; le péricarde adhérait à la tumeur. (*Archiv. gén. de Méd.*, t. XIII, p. 110, ann. 1827. — *Repert. gén. d'anat. et de physiol.* Paris, 1827, in-4°, 1er trimest.)

Dans un Mémoire de M. Robert Adams (*Cases of diseases of the heart accompanied with pathological observations ; in* Dublin hospital reports, mars 1827, vol. IV, p. 353), l'auteur dit que sir Astley Cooper a observé trois exemples de cette maladie. Mais si l'on juge des deux premiers par celui que M. Rob. Adams rapporte sommairement, il ne me paraît pas qu'on puisse les considérer comme autant d'observations de dilatation locale ou d'anévrysme partiel du cœur (je n'ai pu me procurer l'ouvrage de Cooper pour faire cette vérification). Il n'en est pas de même de la pièce pathologique conservée dans le Musée anatomique de Park-Street, dont M. Robert Adams doit la connaissance au docteur Cusack : le ventricule gauche est surmonté d'une tumeur formée par une dilatation partielle dont la base a un pouce de longueur, et dont la cavité peut contenir une noix : elle ne renfermait pas de coagulum fibrineux. Le siége précis de la tumeur n'est point indiqué. La mort avait été subite. Il ne paraît pas que le péricarde fût adhérent à la tumeur : on dit seulement que beaucoup de sérosité distendait cette enveloppe séreuse. Le sexe du sujet n'est pas indiqué.

L'observation suivante, de M. Harrison, fournit un exemple remarquable de l'altération qui nous occupe. Une femme âgée de trente-neuf ans, de mœurs déréglées, d'une constitution affaiblie par les excès, sourde et muette, mourut à l'Hôpital, le 23 juillet 1823, après avoir offert quelques symptômes de maladie du cœur, tels que mouvemens très violens de cet organe, région précordiale très sensible à la pression, battemens apparens dans les cinquième et sixième espaces intercostaux, face livide, accès de dyspnée intermittens, œdématie des membres inférieurs, pouls faible, fréquent et intermittent. Mort à la suite de suffocations répétées. Le cœur, adhérent au péricarde, était soulevé et porté en avant par une tumeur presque aussi volumineuse que l'organe lui-même, de forme arrondie, située en arrière et au dessous de la pointe du cœur, communiquant avec la cavité du ventricule gauche par une ouverture arrondie que bouchait un caillot qui semblait de formation récente. Cette ouverture avait le diamètre d'une demi-couronne, et occupait la partie inférieure de la cavité ventriculaire près de son sommet. Le sac anévrysmal était rempli par un coagulum fibrineux jaunâtre et stratifié, tout-à-fait semblable à celui qu'on trouve dans les anévrysmes des artères. Le caillot qui remplissait l'ouverture de communication n'adhérait pas à son pourtour. Les parois de ce sac étaient dures et résistantes, osseuses dans certains points, contenant çà et là de petites plaques calcaires, formées extérieurement par le péricarde qui y adhérait intimement; on trouvait dans les parties les plus épaisses des restes de fibres musculaires qui étaient indurées et blanchâtres. La membrane interne du ventricule gauche était épaissie et blanchâtre, et se continuait dans l'intérieur du sac anévrysmal, dont elle tapissait la cavité. La tumeur soulevait les parois thoraciques de telle sorte que, dans sa partie inférieure, elle était immédiatement recouverte par les tégumens et les muscles intercostaux pâles et amincis (Rob. Adams, *loc. cit.*, p. 408-413).

Tels étaient les faits publiés jusqu'alors, quand M. Breschet inséra dans le *Répert. gén. d'anat. et de physiol. pathol.* (t. III, p. 183), un Mémoire intéressant sur cette altération du cœur, dans lequel il reproduisit avec détail les différentes observations qui précèdent, à l'exception de celles de Galeati, de M. Harrison, et du fait de M. Cusack; il y ajouta un exemple observé par M. Cruveilhier, un autre par Dance, et la description d'une pièce pathologique conservée dans le Musée de la Faculté de médecine de Paris. —Dans le cas de M. Cruveilhier, la tumeur était située sur le bord gauche du cœur; elle avait le volume d'une noix, et adhérait à la partie correspondante du péricarde; ses parois étaient cartilagineuses et osseuses; l'orifice par lequel elle communiquait avec le ventricule (lequel était dilaté et hypertrophié) pouvait admettre aisément le doigt indicateur; cet orifice était rétréci par une saillie circulaire; caillots fibrineux dans la cavité anévrysmale (Mém. cité, obs. 7). — Chez le sujet de l'observation de Dance, la tumeur, également du volume d'une noix, et adhérente au péricarde, était située à la pointe du cœur, et communiquait avec la cavité du ventricule gauche, par une ouverture dans laquelle le doigt indicateur pénétrait facilement. Ce sac anévrysmal contenait quelques couches fibrineuses très denses; quelques colonnes amincies et blanchâtres se prolongeaient dans la cavité de cette dilatation; le ventricule gauche était dilaté et un peu hypertrophié (même Mém., obs. 8). —Enfin, sur la pièce pathologique que renferme le Musée de l'École de médecine, la tumeur anévrysmale a le volume d'une grosse orange, et occupe la partie antérieure, supérieure et gauche du ventricule aortique; un sillon profond l'isole presque circulairement de la surface du cœur; sa cavité s'ouvre dans celle du ventricule gauche par une ouverture de 5 à 6 lignes, dont le pourtour est inégal, rugueux et frangé; les parois de cette poche, qui est remplie en partie de caillots fibrineux, sont fibreuses, résistantes, entremêlées de plaques cartilagineuses; le péricarde adhérait à la tumeur (Mém. cité, obs. 10). — Une pièce à peu près semblable, dans laquelle la tumeur anévrysmale est située à la base du ventricule gauche, est conservée dans le cabinet d'anatomie pathologique de l'hôpital de Chatham.

Ce dernier fait a été communiqué par M. Carswel à M. Reynaud, qui a publié, dans le n° 22 du *Journal hebdom. de Méd.* (t. II, ann. 1829, p. 363), une observation très remarquable de deux sacs anévrysmaux dans le même cœur, l'un situé à la partie moyenne du bord supérieur du ventricule gauche, l'autre à sa partie antérieure et moyenne. Mais ici l'altération ne dépassait pas l'épaisseur de la paroi ventriculaire, en sorte qu'on n'observait aucune saillie anormale à la surface du cœur. Le premier sac communiquait avec la cavité du ventricule par une ouverture arrondie qui pouvait recevoir le bout du doigt. Cette poche, capable de contenir une petite noix, était remplie, dans sa partie la plus déclive, par une petite quantité de coagulum fibrineux; ses parois étaient formées par une membrane épaisse, dense, de texture fibreuse, composée de deux feuillets, l'un superficiel, mince, d'un blanc opaque; l'autre plus épais, semblable à la membrane moyenne des artères altérées, et contenant dans son épaisseur quelques points fibro-cartilagineux et osseux. Cette membrane se continuait sans interruption, mais seulement en s'amincissant au col du sac, avec la membrane interne du ventricule, dont elle avait tous les caractères; cette dernière était épaissie, opaque, d'un blanc laiteux dans presque toute son étendue, et spécialement dans le point où se trouvait l'ouverture de communication du sac anévrysmal; là, elle était plus blanche, son épaisseur plus grande, on la séparait facilement d'une couche de tissu cellulaire hypertrophié qu'on pouvait lui-même diviser en plusieurs feuillets. Les fibres charnues de la paroi ventriculaire ne concouraient en rien à la formation du sac anévrysmal, qui paraissait les avoir simplement écartées en se développant au milieu d'elles; elles étaient même séparées de la poche anévrysmale par une couche de tissu cellulaire. L'autre sac, plus petit, rempli en totalité par un caillot fibrineux, était allongé, pyriforme, dirigé obliquement de dedans en dehors et de haut en bas, ayant son col plus étroit que son fond. La membrane interne du ventricule, qui s'y continuait, était pareillement épaissie, et formait une sorte de bourrelet à l'orifice de ce sac, dont les parois étaient semblables à celles du premier : nulle adhérence du péricarde au cœur.

Enfin, le docteur Bignardi a consigné dans les *Annali univ. di med.* (Milan, 1829, in-8°, n° de janvier. J'ai traduit cette observation dans les *Archiv. gén. de med.,* t. XIX, p. 438, ann. 1829) un cas de rupture du cœur, qui offre un exemple de dilatation partielle de cet organe. En examinant soigneusement le cœur, on trouva à la base du ventricule gauche, près l'insertion de l'aorte, une petite tumeur de la grosseur d'une fève, dont les parois étaient constituées uniquement par l'adossement de la membrane interne du ventricule au feuillet séreux qui revêt le cœur. Cette tumeur, qui formait un relief sensible à la surface de cet organe, était le siége de la déchirure qui avait causé l'épanchement dans le péricarde, et la mort subite. Cette déchirure n'intéressait que les parois de la petite tumeur. Le sujet de cette observation était une jeune demoiselle de Modène, qui mourut ainsi tout à coup, lorsqu'elle s'occupait de préparatifs de toilette pour aller à un bal.

En rapprochant ces dix-sept exemples d'anévrysme partiel du cœur, on voit : 1° que dans tous le ventricule gauche est le siége de l'altération ; 2° que huit fois la tumeur anévrysmale occupait la pointe du cœur, et que neuf fois elle a été observée sur d'autres points des parois du ventricule ; 3° six fois on a trouvé en même temps une dilatation avec ou sans hypertrophie d'un seul ou des deux ventricules : une fois tout le tissu du cœur était notablement induré (Zannini), et dans les autres cas le reste du cœur était dans l'état normal, ou du moins on ne dit pas qu'il fût altéré ; 4° dans neuf observations on voit le péricarde adhérent au cœur ou au moins à la tumeur : cette circonstance n'est pas mentionnée par Walter, Baillie et M. Carswel ; mais, d'après l'analogie qui existe entre les faits qu'ils rapportent et ceux qui viennent d'être cités, je regarde comme à peu près certain que la tumeur adhérait également au péricarde. Galeati n'en parle pas : cette circonstance n'est pas mentionnée non plus dans le fait cité d'après M. Cusack. Quant aux exemples rapportés par MM. Bignardi et Reynaud, ils font exception à cet égard. J'y ajouterai le cas observé par Galeati, car la dilatation locale était très étendue en surface, mais sa saillie était légère. Or, on remarque dans chacun d'eux l'absence d'une tumeur un peu volumineuse à la surface du cœur, condition nécessaire alors pour déterminer l'adhésion plus ou moins étendue de cet organe au péricarde. En effet, on est fondé à penser que cette adhérence est résultée, dans la plupart des cas cités, de la pression exercée par la tumeur sur le point correspondant du péricarde, dès que cette tumeur est devenue notablement proéminente, pression qui a déterminé entre les deux lames séreuses une inflammation adhésive, d'abord circonscrite, et qui peut s'étendre ensuite à tout le péricarde, comme on l'a vu dans la première observation de M. Bérard et dans celle de M. Harrison.

Il ne faudrait pas conclure des observations qui précèdent, que l'anévrysme partiel du cœur ne peut avoir son siége que dans le ventricule gauche, car quelques faits autorisent à admettre que les oreillettes peuvent éprouver une altération semblable : c'est du moins ce qu'on peut inférer du cas dont parle Puerarius, quelque incomplète que soit la description qu'il donne à ce sujet. Il s'agit d'une rupture de la veine cave qui eut pour cause, dit-il, une tumeur creuse, ovoïde, située à la partie supérieure de l'oreillette droite, d'un volume un peu moindre que celui du cœur, et remplie de sang fibrineux et noir (*Observ. select. additæ Thesauro med. pract. Burneti*, lib. III, sect. 68, p. 345). — Dans une rupture de l'oreillette gauche, les bords de la déchirure, qui avait dix lignes de diamètre, étaient inégaux, frangés, et le pourtour moins consistant que dans l'état naturel. Penada, qui rapporte cette observation, pense qu'avant la rupture de l'oreillette il existait à cet endroit une dilatation ou varice. Malgré l'insuffisance des caractères anatomiques, l'histoire de la maladie rend cette opinion assez probable, comme le fait remarquer M. Dezeimeris (*Aperçu des découvertes faites en anat. pathol.*, etc.; *in* Archiv. gén. de méd., t. XXI, ann. 1829, p. 343).

Quel est le mode de formation de l'anévrysme partiel du cœur? Suivant Baillie, la tumeur aurait pour première origine l'affaiblissement des fibres du sommet du ventricule gauche, lequel, en se contractant, pousse le sang vers la partie la plus faible, et celle-ci, ayant perdu sa force de résistance, se laisse allonger et distendre graduellement (*loc. cit.*). Corvisart, assimilant tout-à-fait le cas qu'il a rapporté aux anévrysmes des artères, semble admettre qu'après une rupture accidentelle bornée aux fibres charnues du cœur les plus profondes, celles des plans superficiels se laissent distendre insensiblement, et finissent par former une tumeur plus ou moins volumineuse. M. Breschet, qui paraît adopter à la fois l'opinion de Baillie et celle de Corvisart, pense que le mécanisme de la formation de cet anévrysme est le même que celui de l'anévrysme faux consécutif des artères, dans le sens donné par Scarpa au mot anévrysme. Mais cette explication n'est point applicable à tous les cas de dilatation partielle du cœur; car, dans ceux de Galeati, Walter, et surtout de MM. Bignardi et Reynaud, il n'y avait pas de rupture, mais dilatation de la membrane interne du ventricule : l'on a vu que dans l'observation de M. Bignardi, ainsi que dans le double anévrysme décrit avec tant d'exactitude par M. Reynaud, les fibres musculaires avaient été simplement écartées par la tumeur. Ces derniers exemples se rapportent tout-à-fait à l'anévrysme vrai primitif, et celui de M. Reynaud me porte à penser que dans les cas de cette espèce, la dilatation partielle dépend primitivement de l'altération de la membrane interne du cœur, qui se laisse alors distendre inégalement lors des contractions du ventricule.

Dans l'observation de M. Bignardi, il n'est pas parlé de l'état de cette membrane, qui, au contraire, a fixé particulièrement l'attention de M. Reynaud; c'est pourquoi j'ai retracé avec détail la description qu'il en a donnée. On voit que l'altération dont cette membrane était le siége avait la plus grande ressemblance avec celle que présente la membrane interne des veines qui ont été affectées de phlegmasie chronique: dans le cas rapporté par M. Harrison, la membrane interne du ventricule offrait la même altération. Or, l'analogie ne conduit-elle pas naturellement à penser que l'inflammation était également ici la cause de l'épaississement et de l'hypertrophie de la membrane interne du cœur (*Endo-cardite* de quelques pathologistes); et, de même que les veines ainsi affectées perdent leur élasticité, et se laissent distendre par l'effort latéral et continu du sang contre leurs parois, d'où résultent des dilatations générales ou partielles de la cavité de ces vaisseaux, de même la membrane interne du cœur, et celle du ventricule gauche en particulier, subissant les mêmes modifications de structure, peut, comme les veines, devenir alors susceptible de dilatation partielle; soit que pressée directement de dedans en dehors par le sang qui, à chaque contraction du cœur, fait effort contre les parois de l'organe, cette membrane, ainsi altérée, se laisse distendre, et donne naissance à une ou plusieurs poches anévrysmales (Reynaud); soit que la force de projection du sang de l'oreillette dans le ventricule détermine l'expansion d'une portion altérée de la membrane interne de cette dernière cavité, non directement de dedans en dehors, mais obliquement de haut en bas et de dedans en dehors. Je citerai pour exemple le plus petit des anévrysmes décrits par M. Reynaud, et plusieurs des cas de dilatation de la pointe du cœur.

L'étiologie de cette lésion organique est fort obscure; jusqu'à présent on ne l'a pas observée dans l'enfance, mais seulement depuis l'âge adulte jusqu'à la vieillesse. Dans les dix-sept exemples que j'ai cités on ne trouve que trois femmes affectées de cette maladie; cette différence résulterait-elle, comme le pense M. Breschet, de la différence des habitudes sociales et du genre de vie de l'homme et de la femme? Cette opinion a pour elle quelque probabilité. L'observation de Zannini autorise à penser qu'une contusion violente de la poitrine dans la région précordiale peut être l'origine de l'altération qui nous occupe, en déterminant une inflammation plus ou moins circonscrite du tissu du cœur. Le fait que j'ai cité plus haut, d'après Akenside (*voy.* l'article des plaies contuses du cœur), appuie cette manière de voir.

Le diagnostic de la dilatation partielle du cœur n'est pas enveloppé de moins d'obscurités que son étiologie. D'après les exemples connus jusqu'à présent, on voit que cette maladie ne s'annonce pas par des symptômes qui diffèrent de ceux des autres affections du cœur, et notamment de la dilatation avec ou sans hypertrophie de cet organe. En outre, la difficulté serait d'autant plus grande, que cette dernière affection coexiste assez souvent avec l'anévrysme partiel. J'ai noté plus haut qu'on l'a rencontrée six fois sur les dix-sept observations que j'ai citées.

Quant au pronostic, on peut dire qu'il est souvent fâcheux, en se basant sur ces mêmes faits, quoiqu'il ne soit pas impossible qu'une guérison spontanée ait lieu ici, comme pour certains anévrysmes des membres. Rien ne prouve, en effet, que le sac anévrysmal ne puisse s'oblitérer par suite de la déposition successive de couches fibrineuses dans sa cavité, surtout si l'ouverture de communication est très étroite, à bords inégaux, et résulte d'une déchirure circonscrite de la membrane interne du ventricule, et de quelques-unes des fibres charnues les plus voisines. Suivant M. Breschet, la rupture de la tumeur anévrysmale «est la seule terminaison connue de cette maladie (*Mém. cité*, p. 26).» J'ignore sur quels faits repose cette assertion, car elle était contredite formellement par les dix observations que renferme le Mémoire de l'auteur : dans aucun de ces cas la tumeur ne s'est rompue, et dans la plupart, au contraire, l'épaississement et la résistance des parois du sac anévrysmal ne pouvaient faire craindre une semblable terminaison. (*Voy.*, entre autres, l'observation de Dance et la remarque qu'elle lui avait suggérée à ce sujet.—*Mém. cité*, p. 14.)

Le fait publié ultérieurement par M. Bignardi est bien un exemple de rupture due à la présence d'une tumeur anévrysmale du cœur; mais ici la maladie était, non pas ancienne, mais commençante, et il est évident que la déchirure de ses parois n'aurait pas eu lieu si, dès son début, la dilatation de la membrane interne n'était pas devenue superficielle en écartant les fibres charnues, n'ayant dès lors d'autre soutien que le feuillet si mince que constitue l'enveloppe séreuse du cœur. A ce cas il faut joindre celui de Galeati. Enfin, si on considère comme un exemple de dilatation partielle de l'oreillette l'observation de Penada, il en résultera que trois fois sur dix-neuf (je compte ici l'observation de Puerarius) cette maladie s'est terminée par rupture de la tumeur. Or, en examinant les circonstances particulières de ces trois observations, on est conduit à en conclure que la rupture est une terminaison très rare de l'anévrysme partiel du cœur.

Le traitement ne présente ici aucunes indications spéciales : il doit être le même que celui qu'on emploie généralement dans les cas de dilatation du cœur, avec ou sans hypertrophie.

TROISIÈME PARTIE.

RUPTURES DU COEUR.

Ruptures du coeur. — La rupture du cœur n'est pas aussi rare qu'on pourrait le penser d'après l'opinion de quelques auteurs. Les annales de la science en renferment, en effet, des exemples assez nombreux pour justifier, du moins en partie, l'assertion contraire de Lancisi, qui dit avoir vu fréquemment la mort arriver subitement par cette cause (Morgagni, *Epis.*, XXVII, sect. 6). Du rapprochement de ces diverses observations ressort en même temps l'indication de quelques-unes des conditions organiques qui favorisent ou déterminent cette lésion mortelle, et des causes accidentelles capables de la produire.

Une première remarque, déjà faite par Morgagni (*Epist.* XXVII, sect. 10), se trouve confirmée par les faits publiés jusqu'ici : c'est que la rupture du ventricule gauche est beaucoup plus fréquente que celle du ventricule droit, et cette dernière plus commune que la déchirure des oreillettes. En réunissant quarante-neuf observations de rupture du cœur, j'ai trouvé son siége trente-quatre fois dans le ventricule gauche, huit fois dans le ventricule droit, deux fois dans l'oreillette gauche, trois fois dans la droite. Dans deux cas, l'un et l'autre ventricules offraient plusieurs déchirures.

Ce rapport de fréquence entre les ruptures des cavités droites et celles des cavités gauches est dans une proportion inverse pour les ruptures qui résultent de violences extérieures. Sur onze cas de cette espèce, huit fois les cavités droites ont été trouvées déchirées, et trois fois les gauches : dans ces onze cas, les oreillettes avaient été six fois le siége de la rupture.

Il est une assertion émise par plusieurs auteurs, et que les faits démentent complétement. On a prétendu que la déchirure avait lieu presque exclusivement à la pointe du cœur. Or, dans les quarante-neuf observations citées, neuf fois seulement la déchirure occupait le sommet de cet organe, tandis que dans la plupart des autres, elle avait son siége à la base, soit à la face antérieure, soit à la face postérieure du cœur.

La déchirure du tissu cardiaque s'effectue dans des directions très diverses : tantôt elle est transversale ou oblique, relativement à l'axe longitudinal et à la direction des fibres charnues du cœur; tantôt elle est verticale, parallèle à cet axe ou aux fibres charnues, se prolongeant quelquefois de la base à la pointe de l'organe. Dans certains cas, elle est très étendue du côté de la face externe du cœur, et ne consiste qu'en un pertuis très étroit du côté de la cavité ventriculaire; d'autres fois le contraire a lieu. La rupture peut s'opérer obliquement dans l'épaisseur des parois charnues, de manière à offrir un trajet sinueux plus ou moins prolongé (Morgagni). Cette solution de continuité peut ressembler tout-à-fait à l'éraillement qu'on produit en distendant fortement un tissu de lin ou de soie, en sorte qu'on voit des fibres encore attachées à l'un et à l'autre côtés de la déchirure (Rostan). Celle-ci peut offrir l'apparence d'une plaie par arme à feu (Ploucquet, Bayle, *Revue méd.* Juillet, 1824). La rupture peut être complète ou incomplète, c'est-à-dire qu'elle intéresse toute l'épaisseur de la paroi musculaire, ou seulement quelques-uns de ses plans charnus, ne pénétrant pas jusqu'à la cavité ventriculaire. Ces différens degrés de la rupture ont été observés sur le même cœur (Blaud).

Quand il n'existe pas d'altération manifeste dans le point où les fibres sont rompues, il est difficile de déterminer si la déchirure s'est effectuée de dedans en dehors, ou de dehors en dedans, circonstance d'ailleurs peu importante en elle-même, et qui pourrait seulement aider, dans quelques cas, à l'explication du mécanisme de cette solution de continuité. Toutes ces formes diverses de la rupture résultent sans doute de sa direction relativement à celles des fibres déchirées, qui, comme on sait, est presque opposée dans les différens plans charnus des parois du cœur.

Il est encore une circonstance digne de remarque dans l'histoire des ruptures de cet organe; c'est qu'elles sont quelquefois multiples. Dans le nombre des observations que j'ai consultées, il y en a huit dans lesquelles le cœur offrait plusieurs déchirures, soit dans le même ventricule, soit dans les deux à la fois. Ainsi, dans deux cas différens, M. Rostan a vu deux déchirures avoisinant la pointe du ventricule gauche (*Nouv. Journ. de Méd,*, ann. 1820, obs. 1 et 2). Ce même ventricule était rompu en trois endroits dans l'exemple rapporté par Morgagni (*Epist.* LXIV, sect. 15). Il en était de même dans une des observations de Portal: le ventricule gauche était pour ainsi dire crevassé; trois déchirures, comprenant toute l'épaisseur de ses parois, avaient donné issue au sang qui distendait le péricarde (*Acad. des sc.*, an. 1770, *Hist.*, pag. 51). M. Andral fils a communiqué à l'Académie royale de médecine (séance du 12 avril 1824) l'exemple d'une perforation spontanée de l'estomac et de rupture du cœur chez le même sujet. La paroi postérieure du ventricule gauche offrait cinq perforations oblongues et pénétrantes (*Arch. gén. de méd.*, t. IV, p. 616). Il en existait deux à gauche, et une dans le ventricule droit chez le sujet de l'observation d'Ashburner (*London, med. and phys. journ.*, décembre 1822. — *Nouv. bibliot. med.*, an. 1828, t. I). Enfin, M. Blaud a trouvé cinq déchirures sur le même cœur, dont deux pénétraient dans chaque ventricule, deux autres n'intéressaient que les plans superficiels du ventricule gauche, et une cinquième, également superficielle, était située au dessus de la déchirure qui pénétrait dans le ventricule droit.

En même temps que les fibres des parois du cœur se déchirent, quelques-unes des colonnes charnues du ventricule correspondant peuvent également se rompre, comme Portal l'a vu dans un cas. La rupture peut même être bornée aux colonnes charnues, les parois ventriculaires restant intactes, et alors il survient un trouble extrême dans la circulation, si les cordes tendineuses rompues sont adhérentes au bord libre des valvules du cœur. Corvisart (*Essai sur les mal. du cœur et des gros vaiss.*, obs. 33, 40 et 41), Laënnec (*de l'Auscultation médiate*, t. II, p. 357, obs. 46, 1re édit.), Bertin (*Traité des maladies du cœur, etc.*, p. 52, obs. 31), et Rob. Adams (*Cases of diseases of the heart, etc. In* Dublin hospital reports. vol. IV, p. 414), en rapportent des exemples.

Les diverses observations de rupture du cœur, rapprochées les unes des autres, se groupent naturellement en plusieurs catégories:

A. Dans une première, je place les cas de rupture spontanée du cœur qui survient sans lésion antérieure de cet organe, au moins suffisamment déterminée. Les exemples en sont peu nombreux, mais très authentiques. Dans quelques cas, la déchirure, la crevasse, des parois du cœur est précédée de douleurs atroces, tantôt continues, tantôt rémittentes, ayant leur siége dans la région de l'épaule gauche, au niveau de l'angle inférieur du scapulum, s'étendant au bras, et même à tout le côté gauche, avec un sentiment de fourmillement ou d'engourdissement de ces diverses parties, de pression et de déchirement dans l'épigastre, etc. (Obs. de Ploucquet, Fischer, citées par M. Dezeimeris, dans *Archiv. gén. de méd.*, n° d'août 1834). Dans d'autres circonstances on n'observe qu'une dyspnée plus ou moins grande, à laquelle succède une mort subite (*Ibid.* obs. de Portal), laquelle peut même n'être précédée d'aucun trouble dans les fonctions du cœur ou de la respiration, comme dans les observations communiquées à l'Académie par MM. Andral (*loc. cit.*), et Baron, (*Archiv. gén. de méd.*, t. VI, p. 619).

B. La seconde catégorie se compose des cas de rupture coexistant, soit avec un rétrécissement plus ou moins considérable des orifices vasculaires du cœur, accompagné ou non d'hypertrophie, avec ou sans dilatation des cavités cardiaques, soit avec une dilatation locale de ces mêmes cavités. Haller cite un exemple de cette déchirure consécutive à une altération de l'origine de l'aorte (*Elem. physiol.*, t. I, lib. IV, sect. IV, § 13, p. 407). Morgagni en rapporte plusieurs (*loc. cit.*). L'un des plus remarquables a été publié par Chaussier : la rupture eut lieu au moment où l'individu était violemment exaspéré dans une dispute. L'aorte fut trouvée très rétrécie à son origine, par une tumeur cartilagineuse qui l'enveloppait (Dezeimeris, *loc. cit.*, p. 510). Plusieurs des observations de Portal offrent aussi un rétrécissement de l'orifice aortique (*Mém. cité*), de même que les trois premiers exemples rapportés par M. Rostan, dans lesquels il y avait, en outre, hypertrophie du ventricule gauche. Je place ici le cas d'Agost. Olmi, dans lequel on ne trouva d'autre altération du cœur que l'hypertrophie de ses parois, parce que je ne puis admettre, avec M. Dezeimeris, que l'hypertrophie ne constitue pas précisement une altération (*loc. cit.*, p. 514). Les faits que je cite ici tendent même à faire penser que cet état particulier du tissu cardiaque est une condition qui favorise la rupture des parois du cœur. Ainsi, Morgagni considérait l'hypertrophie comme pouvant être une cause déterminante de la déchirure de cet organe, quand il existe un obstacle aux orifices vasculaires, en même temps qu'un point de ses parois est moins épais, moins résistant (*Epist.* XXVII, sect. I). Or, M. Rostan a remarqué que, dans l'hypertrophie du ventricule gauche, les parois de ce ventricule sont beaucoup plus minces à la pointe du cœur que dans l'état naturel (*Mém. cité*, p. 270).

Cependant, comment concilier cette explication, d'ailleurs très rationnelle, avec cette autre remarque, que les ruptures ont plus souvent leur siége dans les parties les plus épaisses des parois ventriculaires, comme on le voit en rapprochant un grand nombre d'observations? On conçoit que je ne parle ici que des cas dans lesquels la déchirure n'a pas été la conséquence d'une désorganisation locale évidente. Faut-il admettre avec Portal (*Cours d'anat. méd.*, t. III, p. 96), contrairement à la première explication, que, comme la déchirure s'effectue dans le moment de la contraction des fibres charnues, elle a lieu plus souvent dans les parties les plus épaisses des parois ventriculaires parce que là est le siége de la contraction la plus violente. Ces deux opinions, qui semblent s'exclure mutuellement, ne sont peut-être pas aussi opposées qu'elles le paraissent au premier abord. En effet, il est possible que dans les cas où la déchirure a eu lieu dans le point le plus épais, les parois ventriculaires aient eu partout une épaisseur assez grande, et qu'elles n'offrissent pas de point aminci, affaibli, comme dans les cas observés par M. Rostan. Car, en définitive, il est bien plus probable que la déchirure s'opèrera plutôt alors dans le point où les parois du cœur offriront comparativement une moindre résistance. Ces deux explications s'appliquent donc à deux ordres de faits très différens.

On pourrait croire, au premier abord, que la rupture du cœur doit être assez souvent la conséquence de la dilatation de ses cavités, la déchirure des fibres charnues succédant ainsi à leur distension. Mais les exemples nombreux de dilatation énorme des oreillettes et des ventricules prouvent assez que les cavités du cœur sont susceptibles d'une ampliation excessive sans que celle-ci entraîne la déchirure de leurs parois. Cependant il est quelques exemples dans lesquels l'extrême dilatation des cavités cardiaques paraît avoir été la seule condition qui ait causé la rupture : tels sont les faits observés par Morgagni (*Epist.* LXIV, sect. 15), J. G. Martini et Schaeffer (Dezeimeris, *loc. cit.*, p. 522).

Quant à la rupture résultant d'une dilatation locale du cœur, elle s'explique suffisamment par cette altération elle-même, qui toutefois n'entraîne que fort rarement cette terminaison funeste. En effet, on a vu, d'après les exemples que j'ai rapportés plus haut (*voyez* l'histoire de la DILATATION LOCALE OU ANÉVRYSME VRAI DU COEUR) que la déchirure du sac anévrysmal n'a été observée que par Galeati, Penada et M. Bignardi, c'est-à-dire trois fois sur dix-neuf cas de cette maladie, les seuls que je connaisse jusqu'à présent.

C. Les cas de rupture dans lesquels le tissu du cœur est notablement altéré, ramolli, soit en totalité, soit partiellement, forment une troisième série de faits : la solution de continuité est évidemment ici la conséquence, le terme inévitable, de cette altération. Les observations de ce genre sont les plus nombreuses. Tantôt la déchirure succède à ce ramollissement, que plusieurs auteurs du siècle dernier ont désigné sous le nom impropre de *gangrène* du cœur, et que M. Cruveilhier a décrit sous celui d'apoplexie du cœur (*Anat. pathol.*, fasc. IV). On en trouve un exemple dans la dissertation de Tengmalm (Upsal, 1789, in-4°) ; Corvisart en cite un autre, et la thèse de M. L. Rochoux, sur les ruptures du cœur, en contient plusieurs. A côté de ces exemples de déchirure du cœur, suite du ramollissement apoplectiforme de son tissu, je placerai ceux qui résultent de son ramollissement gélatiniforme ou sénile (Blaud). Hazon en a consigné un exemple remarquable dans l'ancien *Journ. de méd.* (t. XIX, p. 516, ann. 1758). Je pense qu'il faut rapprocher de ces cas celui que M. Hodgson rapporte d'après M. Langstaff (*Maladies des artères et des veines*, t. I, p. 46, obs. VIII), et dans lequel l'atrophie et le ramollissement du tissu cardiaque semblaient résulter de l'oblitération des artères coronaires. Jos. Frank a donné une observation fort curieuse de rupture du cœur qui eut lieu à la suite de violens efforts de vomissemens : le tissu cardiaque était devenu ramolli au dernier degré, perte de cohésion que Jos. Frank attribue à l'altération dont les deux nerfs vagues étaient le siége (*Praxeos med. univ. præcepta*, vol. VIII, part. 2, sect. LIV, p. 316). Enfin, des ruptures du cœur survenues dans quelques cas où cet organe a été trouvé chargé de graisse et ramolli, portent à penser que cette infiltration graisseuse du tissu cardiaque peut diminuer la force de cohésion des fibres charnues, et entraîner leur déchirure. Morgagni (*Epist.* XXVII, sect. II), Schmucker (*Vermischte chirurgische schriften*, t. III, p. 294. ed. 1788), et Rob. Adams (*loc. cit.*, p. 402 et 403), rapportent des observations dans lesquelles la rupture des parois ventriculaires ne paraît pas avoir eu d'autre cause.

D. Je range dans une quatrième catégorie les ruptures du cœur qui succèdent à un abcès ou à une ulcération des parois de cet organe. On peut objecter que, dans ces cas, la solution de continuité ne doit pas être assimilée aux ruptures proprement dites, puisqu'une altération particulière a causé la destruction partielle des parois charnues. Mais je cite ici les exemples de cette espèce au même titre que ceux de la section précédente; car, en définitive, on a pu voir jusqu'à présent que la rupture du cœur est, dans la plupart des cas, le résultat, la terminaison, d'altérations variées dont cet organe est le siége: il importe donc d'en présenter un tableau complet. En second lieu, je pense avec Morgagni (*Epist.* XXVII, sect. I), que, quelle que soit la manière dont s'effectue la solution de continuité, qu'elle résulte d'une déchirure par distension ou par ulcération, c'est toujours, en dernière analyse, une rupture parce que dès que la destruction progressive des plans charnus a réduit cette partie des parois du cœur à la seule épaisseur de sa membrane interne ou de son enveloppe séreuse, l'effort latéral du sang, joint à la contraction des parois ventriculaires, ne tarde pas à rompre un aussi faible obstacle. C'est ainsi que l'ulcération amène la rupture. Morgagni en rapporte deux exemples: dans l'un et l'autre l'altération avait son siége dans le ventricule gauche (*Epist.* XXVII, n°s 5 et 8). Brera en a donné une observation remarquable; l'ulcération avait détruit les colonnes charnues dans une étendue circulaire d'un pouce de diamètre environ (*Syllog. opusc. select.*, vol. X, p. 202). Langlade rapporte un fait analogue (ancien *Journ. de méd.*, t. LXXXVIII, p. 199). Portal a vu la déchirure de l'oreillette produite par cette cause (*loc. cit.*, t. III, p. 92, en note), et M. Hipp. Cloquet a consigné un fait analogue dans les *Bulletins de la Faculté de médecine de Paris* (t. III, p. 219).

C'est par le même mécanisme qu'un abcès du cœur peut entraîner la rupture des parois de cet organe. Je citerai comme exemples, d'après M. Dezeimeris, l'observation curieuse publiée par Mott, dans laquelle l'abcès et la déchirure étaient situés à la partie supérieure du ventricule gauche (*Transact. of the phys. med. society of New-York*, t. I, ann. 1817, in-8°), et celle de Erdmann, dans laquelle l'altération, qui avait également son siége dans les parois du ventricule gauche, occupait la pointe du cœur (Horn's, *Neues archiv.*, etc., t. III, année 1806).

E. Dans une cinquième série, je place l'espèce de rupture que Corvisart a décrite le premier, et qu'il désigne sous le nom de *rupture partielle :* c'est celle qui est bornée à une ou plusieurs colonnes charnues, ou aux tendons des valvules du cœur. Dans les trois cas que cet auteur rapporte (obs. 33, 40 et 41), la rupture paraît avoir eu lieu à la suite d'efforts violens. Laënnec (*loc. cit.*, t. I, p. 457, obs. 46) a observé une fois la déchirure complète d'un des cordons tendineux qui sont fixés au bord libre de la valvule mitrale: cette solution de continuité semblait être consécutive à l'ulcération de cette colonne charnue et tendineuse. Bertin (*loc. cit.*, obs. 31) a vu la rupture d'une colonne charnue du ventricule droit qui s'était effectuée très probablement sous l'influence de violentes quintes de toux : la malade était phthisique. Le docteur Cheyne a communiqué à M. Rob. Adams (*loc. cit.*, p. 404) un autre cas de rupture d'un des tendons de la valvule mitrale, chez un individu affecté de dilatation avec hypertrophie du ventricule gauche. Ici les violens efforts de respiration que faisait ce malade pour surmonter une suffocation imminente peuvent très bien avoir été la cause de la rupture de cette corde tendineuse.

F. Enfin, dans une sixième et dernière catégorie, je classe tous les cas de rupture du cœur par violences extérieures. J'ai déjà fait remarquer que dans celles-ci le rapport de fréquence entre les déchirures des parois des cavités artérielles et veineuses est l'inverse de celui que présentent les autres genres de ruptures que je viens de signaler; je veux dire qu'ici les cavités droites du cœur sont bien plus souvent le siége de la crevasse, de la déchirure, que les cavités gauches. Cette rupture peut avoir lieu, soit par suite d'un coup violent porté sur la poitrine, soit par suite d'une forte pression, d'un écrasement des parois de cette cavité. A l'exemple de M. Dezeimeris (*loc. cit.*,

p. 507), je pense que, dans le premier cas, le cœur se rompt à la manière d'un sac qui, distendu par une matière peu ou point élastique, vient frapper l'agent extérieur qui le heurte violemment au moment où celui-ci l'atteint. On conçoit qu'alors la rupture doive s'opérer dans la partie la plus faible des parois du cœur, et qu'ainsi ce soit le ventricule ou l'oreillette du côté droit. Dans les observations de Boirel, Nebel, Vater, Ludwig, Grœfe, Fine, Hufeland, que cite M. Dezeimeris, la rupture avait été déterminée par un choc violent au devant de la poitrine, et l'explication qui précède leur est tout-à-fait applicable. Une chute d'un lieu élevé peut avoir le même effet. Bertin a vu une rupture de l'oreillette droite chez un homme qui s'était jeté par une croisée, pendant les angoisses d'une dyspnée des plus horribles (*loc. cit.*, p. 50). M. Bérard aîné a observé la déchirure de l'oreillette gauche dans une circonstance analogue.

Dans le second cas, le mécanisme de la déchirure du cœur est différent. La pression exercée sur l'aorte ou l'artère pulmonaire par un corps énormément pesant, comme la roue d'une voiture, par exemple, empêchant le sang de pénétrer dans ces vaisseaux, les cavités du cœur en regorgent, les contractions redoublent de force pour surmonter la résistance que la compression des vaisseaux oppose à la pénétration du sang, et déterminent ainsi la crevasse des parois du cœur. Telle est la cause qui rend la rupture des oreillettes plus commune dans ce genre d'accidens, que celle des ventricules. Les observations de Chaussier, de MM. Rust et Worbe en sont autant d'exemples. Les expériences faites à ce sujet par Chaussier sur les animaux vivans démontrent toute la justesse de l'explication qui précède (Dezeimeris, *loc. cit.*, p. 508-511).

Dans cet exposé des diverses espèces de ruptures du cœur, on trouve à la fois l'indication des conditions organiques qui prédisposent à cet accident redoutable, et celle des causes qui peuvent le déterminer. Les cas appartenant à la première catégorie (A) sont les seuls qui paraissent échapper à ces différentes explications; mais quand on lit avec attention les observations de cette série, on est frappé de l'analogie qui existe dans la plupart, entre l'altération du cœur et celle qui constitue les perforations dites spontanées de l'estomac, des intestins, de l'utérus. Si ce rapprochement, que justifie d'ailleurs le fait rapporté par M. Andral fils, éclaircit peu l'étiologie de ce genre de rupture, il peut du moins servir à en expliquer le mécanisme. La rupture du cœur a été observée plus fréquemment chez l'homme que chez la femme.

Les exemples connus jusqu'ici apprennent peu de chose sur les symptômes de la rupture du cœur. La mort plus ou moins subite, tel est le résultat ordinaire de cette lésion terrible. Tantôt les individus qui y succombent avaient éprouvé pendant plus ou moins long-temps quelques-uns des symptômes communs aux maladies du cœur; tantôt ils n'avaient ressenti jusque là aucun signe qui pût faire soupçonner la moindre affection du cœur et des gros vaisseaux; c'est alors que la rupture du cœur constitue, ainsi qu'on l'a dit, une maladie qui commence et finit, pour ainsi dire, en même temps. Dans quatre cas, la rupture a été précédée d'accidens à peu près les mêmes, qui persistèrent douze heures, dix-huit heures, et même plusieurs jours (obs. de Ploucquet, Olmi, Charpentier, Fischer). Ces symptômes étaient une douleur violente dans la région de l'épaule gauche, s'étendant au bras, et même à tout le côté correspondant du corps, se manifestant par accès irréguliers, accompagnée dès le début, ou seulement vers la fin, d'un sentiment d'engourdissement dans les mêmes parties. Dans un cas, le malade avait d'abord éprouvé à différentes reprises des douleurs intolérables dans la région épigastrique, des angoisses horribles, avec contractions spasmodiques et froid des extrémités; en un mot, plusieurs phénomènes qui pouvaient simuler jusqu'à un certain point des accès d'angine de poitrine (observ. de M. Fischer).

Dans les trois cas de rupture des colonnes charnues et tendineuses, rapportés par Corvisart, un étouffement subit et très intense avait été le premier effet de cet accident. Le pouls devint irrégulier, intermittent, inégal, les battemens du cœur étaient confus. Cet état d'angoisse peut se prolonger quelques jours, au bout desquels le malade succombe; ou bien il détermine ultérieurement les symptômes communs à tous les anévrysmes, et amène lentement la mort (Rob. Adams).

Dans la plupart des cas, la rupture du cœur entraîne une mort subite; cependant plusieurs faits prouvent que cette terminaison funeste ne lui succède pas toujours instantanément. Dans le cas rapporté par Frank, la mort ne survint qu'après plus de douze heures : il présume qu'un caillot fibrineux mit obstacle momentanément à l'épanchement du sang dans le péricarde. La formation d'un caillot peut être favorisée alors par l'étroitesse, l'irrégularité, et surtout le trajet sinueux de la déchirure. On comprend plus difficilement qu'il en soit ainsi dans les ruptures des oreillettes, attendu le peu d'épaisseur de leurs parois; et pourtant Rust (*Magazin*, etc., t. XVI, p. 92.) a vu un enfant de six mois sur le corps duquel une roue de chariot avait passé, vivre encore quatorze heures, quoique l'oreillette droite eût été déchirée. A la vérité, il ne se présente ici que ce qu'on voit dans certaines PLAIES du cœur (*voy.* cet article), où la présence d'une quantité assez considérable de sang dans le péricarde n'empêche pas le blessé de vivre encore quelquefois assez long-temps.

Dans tous les cas où la rupture du cœur a été précédée de douleurs violentes, comme dans les observations que j'ai citées, il semble que la déchirure s'opère lentement, intéressant successivement chaque fibre charnue, jusqu'à ce que la rupture soit complète. Est-ce à ce déchirement successif qu'il faut attribuer les douleurs accusées par les malades, ou à l'épanchement progressif du sang dans le péricarde, ce liquide ne s'y infiltrant que peu à peu, au lieu de le remplir et de le distendre tout à coup, comme lorsque la rupture est immédiatement et à la fois large et complète? Quant à celle des colonnes charnues et des cordes tendineuses des valvules, j'ai déjà dit qu'elle cause rarement une mort prompte: le malade peut vivre ainsi plusieurs jours.

Quand la rupture du cœur cause une mort subite, celle-ci survient de la même manière que dans les plaies du cœur: elle résulte de la compression brusque de cet organe par le sang, qui remplit en un instant le péricarde. Une perforation de l'aorte, de l'artère pulmonaire, ou des veines caves, près de leur insertion au cœur, tue de la même manière.

La rupture du cœur est-elle un accident nécessairement mortel? Je ne connais qu'un fait qui prouve la possibilité d'une guérison dans ce cas. Il a été rapporté par M. Rostan (*loc. cit.*, obs. 4). Une femme éprouvait depuis quinze ans une douleur intolérable dans le côté gauche de la poitrine et dans l'épigastre, douleur qui s'étendait dans la région dorsale, et revenait par intervalles. Cette femme était, en outre, sujette à de fréquentes syncopes qui survenaient à la suite de fortes palpitations. Elle

4

mourut subitement. Le péricarde contenait du sang épanché dans sa partie postérieure; en avant, cette enveloppe membraneuse adhérait au cœur par plusieurs couches albumineuses. Quand on les eut enlevées, on aperçut une rupture du cœur, irrégulière, et longue d'un pouce et demi. «Il était aisé de voir que cette rupture était récente. Mais, au côté gauche de cette fissure, dans l'étendue de cinq ou six lignes en tous sens, la substance du cœur était détruite, et remplacée par une concrétion fibrineuse, absolument semblable à celle qu'on rencontre dans les poches anévrysmales des gros vaisseaux, laquelle paraissait se confondre avec le tissu du cœur. D'ailleurs, le ventricule était aminci dans cet endroit, et épaissi partout ailleurs. Un fait bien remarquable, c'est que la rupture ait eu lieu non pas sur la partie anciennement altérée, mais bien dans un endroit voisin.»

D'après l'aspect de cette altération locale, et les symptômes que cette femme éprouvait depuis quinze ans, il n'est pas douteux que l'altération eût une date fort ancienne, et que cette femme n'ait dû la prolongation de son existence au tampon fibrineux qui remplissait la déchirure du cœur, et à son adhérence consécutive dans ce point avec le péricarde. «Cet exemple ne semble-t-il pas démontrer, ajoute M. Rostan, la possibilité non pas de la guérison de la rupture ou de l'ulcération du cœur, mais prouver du moins que les individus qui en sont atteints peuvent vivre plus ou moins long-temps?» Je crois que l'on peut répondre sans hésiter, que ce fait remarquable prouve bien réellement la possibilité d'une guérison de rupture du cœur. L'observation curieuse rapportée par Cullerier (*Journal de Corvisart*, t. XII, p. 168) ne vient-elle pas encore à l'appui de cette opinion?

La médecine ne possède aucun moyen de traitement qui puisse être efficace dans la rupture du cœur, non plus que contre les diverses altérations dont elle n'est le plus souvent que la conséquence. D'après l'état d'anxiété de quelques malades, on pourrait être conduit à pratiquer une large saignée dans le but de diminuer la violence des douleurs dont la région précordiale est le siége. Mais quelques observations montrent qu'il est prudent de s'en abstenir alors; car, dans deux cas, on a vu cette opération déterminer instantanément la mort, en hâtant sans doute la déchirure des fibres charnues du cœur.

On trouve l'un de ces exemples dans la dissertation déjà citée de Tengmalm, et l'autre dans le *Journal universel des sciences médicales*, t. XXXV. A la vérité, dans une autre observation rapportée par Morgagni (*Epist.* LXIV, sect. 15), la saignée n'eut pas ce résultat funeste; elle causa même un soulagement momentané, mais la mort n'en eut pas moins lieu le lendemain avec le retour des douleurs de la veille. M. Charpentier a consigné dans le *Journ. gén. de méd.* (mai 1826), un fait analogue. De ces différentes observations on peut conclure que, dans les cas de rupture du cœur, les émissions sanguines sont au moins inutiles.

BIBLIOGRAPHIE.

SALZMANN. *Diss. de subitanea morte à sanguine in pericardium effuso.* Strasbourg, 1731. *Recus. in* Haller, Coll. Disput. ad. prax, med., t. II.

MORAND. *Sur quelques accidens remarquables dans les organes de la circulation.* Dans *Mém. de l'Acad. roy. des scienc.*, an 1782, in-4°.

MORGAGNI. *De sedibus et causis morb.*, epist. XXVII, sect. 1-10; epist. sect. 14, 15 et 16.

MURRAY, resp. TENGMALM. *Diss. de corde rupto.* Upsal, 1788, in-4°.

MUMMSSEN. *Diss. de corde rupto.* Leipzig, 1764, in-4°, fig.

PORTAL. *Sur des morts subites occasionées par la rupture du ventricule gauche du cœur.* Dans *Mém. de l'Acad. roy. des scien.*, an 1784, in.4°. — *Ruptures du cœur.* Dans le *Cours d'anat. méd.*, t. 3, p. 94-97.

OLMI (A.). *Memoria di una morte repentina, cagionata dalla rottura del cuore.* Florence, 1803, in-8°.

POHL (D.). *De rupturâ cordis.* Leipzig, 1808, in-8°.

ROSTAN. *Mémoire sur les ruptures du cœur.* Dans le *Nouv. Journ. de méd.*, avril, 1820, t. VII, p. 265.

BLAUD. *Sur le déchirement sénile du cœur.* Dans la *Bibliothèque médicale*, t. LXVIII, p. 364. juin 1820.

ROCHOUX (Louis). *Des ruptures du cœur et principalement de celles produites par le ramollissement de son tissu.* Thèses de Paris, 1822, n° 215.

FRANK (Jos.). *De rupturâ cordis. In* Praxeos med. univ. præcepta, vol. VIII, pars II, cap. XIII, § LIV, p. 314.

ZECCHINELLI. *Sulla rottura del cuore. In* Nuovi Saggi della Cœsar. Acad. di sc. di Padova. Padoue, 1825, in-4°, t. II.

DEZEIMERIS. *Recherches sur les ruptures du cœur.* Dans les *Archives gén. de méd.*, 1834, 2e série, t. V et VI.

www.ingramcontent.com/pod-product-compliance
Ingram Content Group UK Ltd.
Pitfield, Milton Keynes, MK11 3LW, UK
UKHW021022200726
13857UKWH00004B/1535

9 782013 039833